ABRE TUS OJOS

*Una receta para el cambio en la atención
médica americana*

E.J. Balbona, Doctor en Medicina

*"El buen médico trata la enfermedad;
el gran médico trata al paciente
que tiene la enfermedad "*

SIR WILLIAM OSLER

ABRE TUS OJOS

Publicado con Amazon KDP

Copyright © 2019 por E. J. Balbona, MD
Todos los derechos reservados. Impreso en los Estados Unidos de América.

Ninguna parte de este libro puede ser utilizada o reproducida de ninguna manera sin permiso por escrito, excepto en el caso de citas breves incorporadas en artículos y reseñas.

ISBN

Tipografía, edición y diseño por Your Strategists, LLC
Andrea Paxton y Deborah Shapiro

Primera edición

Agradecimientos

Este libro se benefició enormemente de la guía y el apoyo de
muchos.
Estoy agradecido por la generosa y desinteresada
ayuda de:
Tom Slocum
Jessica Malosh
Sarah Hunt

La versión en español de este libro es gracias al trabajo de
Maria Teresa Balbona y Alvaro Pire en Madrid
a quienes estoy eternamente agradecido

Tampoco hubiera sido posible sin el apoyo de mi familia:
John Edward
José
y mi esposa, Kathleen

Me han aguantado todos estos años.

ÍNDICE DE CONTENIDOS

PREFACIO

"Abre tus ojos".

Ésta fue la orden que nos dieron en el laboratorio de Anatomía durante la carrera de Medicina. En ese momento, nunca hubiese creído que una instrucción tan simple afectase al corazón de la medicina. Con demasiada frecuencia, una habitación llena de médicos puede mirar al mismo paciente, pero ninguno de ellos puede ver más allá de lo superficial para discernir el patrón subyacente de la verdadera enfermedad del paciente.

Nos entrenan para dirigirnos a los síntomas físicos que está sufriendo un paciente, sin embargo, vemos los síntomas y no a la persona que están detrás de estos, a menudo fallamos en reconocer los problemas reales.

Hoy en día, el foco de la atención sanitaria se centra demasiado en tratar la enfermedad solo después de que aparecen los síntomas, en lugar de prevenirla o hacer un diagnóstico precoz.

Muchos tratamientos médicos son demasiado caros cuando existen métodos menos costosos de diagnóstico y tratamiento.

La atención médica también se ha vuelto demasiado impersonal y comercial. Está limitada por demasiadas regulaciones gubernamentales, así como por las demandas de las compañías de seguros y de los hospitales. Todo esto interfiere en la relación paciente/médico en nombre de la "eficiencia" y "la reducción de costes". En realidad, el objetivo es el beneficio.

Con los años, he visto lo que le está sucediendo a esta noble profesión y creo que hemos perdido el rumbo. Creo que la relación entre paciente y médico es fundamental para mantener la buena salud. Los pacientes necesitan un médico de atención primaria en el que puedan confiar. Esta relación es crítica. La responsabilidad de la salud del paciente es compartida entre el paciente y el médico. Si el paciente no confía en el medico da igual que el médico haya realizado un diagnóstico y un plan de tratamiento correcto.

Cuando los médicos tienen tiempo para aprender más sobre la vida de sus pacientes, pueden vincular de muchas maneras ese conocimiento al cuidado del paciente. Cuantos más obstáculos se coloquen entre el paciente y el médico, más difícil, menos efectivo y más costoso será prestar una buena atención.

En este libro, exploraré estas creencias a través de algunas excursiones a la educación médica y a la historia para enseñar cómo se han desarrollado nuestras ideas. Los relatos de pacientes también mostrarán las historias humanas que están detrás de la evolución de la medicina. Las opiniones que doy en este libro se fundamentan en casi 30 años de experiencia en la práctica de la medicina como oficial naval, como médico en el Capitolio de los Estados Unidos, además de en medicina corporativa, en nuevas empresas de atención médica y en la práctica privada. También proporcionaré pistas sobre cómo solucionar el lío en el que nos encontramos actualmente. Cuando llegue al final, espero que esté de acuerdo en que no todo está perdido y que tenemos el conocimiento y las habilidades para superar los problemas a los que se enfrenta al sistema sanitario.

Solo se necesita la voluntad para abrir los ojos y ver.

PARTE PRIMERA

EL LARGO VIAJE DE LA MEDICINA

CAPÍTULO 1

EL PRINCIPIO

Uno por uno, nosotros, los nuevos estudiantes de Medicina lentamente entramos en el recinto. ¡Era tan extraño y ajeno a cualquiera de nuestras experiencias anteriores!

Nos agrupamos alrededor de docenas de mesas de acero brillante. Era un ambiente estéril con un fuerte olor a formaldehído; el penetrante olor de este desagradable químico era nuevo para nosotros. Debido a los vapores, las fosas nasales nos ardían y los ojos se nos llenaron de lágrimas. Pronto aprenderíamos que después de horas de trabajo, el mismo olor penetraría en nuestra piel y sería casi imposible eliminarlo.

Luego se escuchó el sonido de pesadas cremalleras y el crujido del rígido y grueso plástico al abrirse.

Había 20 cuerpos, tanto hombres como mujeres. La mayoría eran mayores, pero algunos eran sorprendentemente jóvenes. Afortunadamente, sus ojos estaban cerrados.

Nuestros pies se arrastraban, los susurros resonaban en los duros suelos y en las paredes de azulejo blanco diciendo "¿El tuyo es un hombre o una mujer?" "¿Cuántos años crees que tiene?".

Solo después de que nuestro trabajo concluyó, supimos cómo cada cuerpo, que estaba delante de nosotros, había muerto.

El Dr. Gene Colburn, nuestro profesor, entró al laboratorio de Anatomía, éstos eran sus dominios. Escuchó los murmullos de numerosas conversaciones atropelladas. Nos sonrió de manera cómplice, incluso cuando nosotros girábamos las cabezas y cerrábamos los ojos para protegernos de los vapores y la imagen de los cadáveres que estaban frente a nosotros.

Sus primeras palabras fueron: "Abre tus ojos".

El Dr. Colburn, exministro y ahora profesor de Medicina, evaluó a su nuevo grupo de estudiantes. Su mirada desencadenó un silencio que lentamente se expandió y llenó el recinto. Su actitud tranquila encubría una profunda pasión por su trabajo y un gran amor por la anatomía humana. Nosotros pronto aprenderíamos que el fervor que infundían sus lecciones residía todavía en él.

Caminó lentamente entre las mesas. En silencio, con sus claros ojos azules evaluando a cada estudiante, saboreaba el momento cuando iniciaba el proceso de educación médica, que guió durante tantos años.

En el laboratorio, los exámenes anatómicos de Colburn continuaban una tradición de educación médica que databa de miles de años atrás.

En la antigua Alejandría (Egipto) alrededor del año 275 a.C. el maestro Herófilo realizó las primeras disecciones humanas conocidas. Más tarde, Galeno, el médico del emperador romano Marco Aurelio, se basó en su experiencia con los heridos en el campo de batalla y el cuidado de los gladiadores para construir sobre el conocimiento anterior. Fue uno de los primeros en ver enfermedades y lesiones desde un punto de vista natural y anatómico. Galeno sostuvo la creencia moderna en el poder de la observación. Muchas de sus técnicas, como la tracción para huesos rotos largos, siguen en uso hoy en día.

Sin embargo, a medida que la Edad Media envolvió Europa, estos métodos de pensamiento y medicina basados en la observación se perdieron durante unos 1.000 años.

Entonces, en la Universidad de Padua en Italia, Andreas Vesalius escribió el primer libro de texto de Anatomía. Abrió los ojos y vió que la anatomía de los cadáveres que tenía enfrente difería de la de los textos estándar de la época. Abandonó textos tradicionales, señalando que incluso el gran Galeno se había equivocado al describir músculos y huesos que existían solo en animales, no en humanos.

El Dr. Gene Colburn fue nuestro moderno Vesalio (1). Él nos guiaría y nos enseñaría a "abrir nuestros ojos", teníamos que absorber las pistas que se encontraban frente a nosotros y que nos conducirían al entendimiento. Los cadáveres fueron nuestros primeros pacientes, las respuestas estaban ahí. El Dr. Colburn escuchaba y señalaba el camino, pero el resto dependía de nosotros. "Mire. ¿Qué ve? Dígame usted."

Es probable que en aquel momento la mayoría de nosotros no le diéramos la debida importancia a esta lección. Sin embargo, como médicos, tendríamos que buscar respuestas por nuestra cuenta para el resto de nuestras carreras. Las lecciones fueron las

(1) Andrés Vesalio, anatomista flamenco que vivió en el siglo XVI autor del libro "De Humani Corporis Fabrica" uno de los libros más influyentes sobre la Anatomía Humana.

mismas que aprendió en su día Galeno (2).

Se puede ayudar al paciente viendo la

enfermedad, nunca pierdas de vista al paciente.

(2) Claudius Galenus, médico de la antigua Roma que vivió en el siglo II considerado uno de los más completos investigadores médicos de la edad antigua, en español Galeno es sinónimo de médico.

CAPÍTULO 2

CANTAR Y RECORDAR

En la Facultad de Medicina, nuestro aprendizaje fue desafiante; solo teníamos acceso programado durante unas pocas horas a la semana para trabajar en el laboratorio de Anatomía, pero rápidamente entendimos que en el tiempo asignado sería imposible completar las disecciones y aprender el material exigido. Fue como tratar de tomar un sorbo de agua de una manguera de bomberos.

Mientras el Dr. Colburn guiaba nuestro camino, contábamos también con la ayuda de Kathleen Trotter, una estudiante graduada de Anatomía.

Cuando nos conocimos, era una joven mujer de unos veinte años, cuyo trabajo consistía en preparar las "prosecciones" de cada semana. Esto consistía en procesar cadáveres especialmente preparados para ayudar en nuestro aprendizaje. Los vasos sanguíneos se inyectaban: látex rojo para los vasos sanguíneos arteriales y látex azul para las venas. Entonces nuestros profesores e instructores como Kathleen nos mostrarían la anatomía que a continuación investigaríamos en el laboratorio con nuestros cadáveres.

En él, Kathleen deambulaba de mesa en mesa, riéndose de nuestros torpes intentos de diseccionar los tejidos en músculos, nervios, vasos sanguíneos y huesos. Sus ágiles manos y sus experimentados ojos aislaban rápidamente las estructuras que durante horas habíamos buscado.

Mientras hablaba animadamente sobre Anatomía, Kathleen parecía inmune al aspecto y al olor del cuerpo que se encontraba frente a ella; amaba su trabajo y lo tomaba muy en serio. Ella estaba allí, primero y ante todo, para ayudarnos a comprender las estructuras que teníamos delante de nosotros.

A veces, se encaramaba en un taburete para posicionarse mejor sobre las diversas cavidades corporales que estábamos explorando. Como un director de orquesta, agitaba los brazos con el bisturí o las pinzas en la mano y de vez en cuando levantaba la mirada impaciente para preguntarnos sobre lo que estábamos viendo y haciendo.

"Estamos construyendo un nuevo vocabulario", diría ella, "es como aprender a hablar francés o alemán. Memorizarlo", nos ordenaba.

Cogió un hilo grisáceo de las profundidades del pecho del cadáver; mientras lo sostenía, hizo una serie de preguntas, nosotros respondíamos con cautela.

"¿Qué es esto?", preguntó ella.

"El nervio frénico", respondimos.

"¿De dónde viene?"

"De las raíces nerviosas cervicales: C3, C4 y C5". Nosotros respondíamos

"¿Qué función tiene?"

"Mantiene vivo el diafragma, permitiéndole respirar".

"C3, C4 y C5 mantienen vivo el diafragma," ella cantaba.

Mientras nos machacaba el cerebro con hechos y vocabulario, compartía los secretos de todo aprendizaje, incluido el aprendizaje de la Medicina. Ella sabía que, si puedes cantarlo, puedes recordarlo para siempre pues en algún lugar de nuestro cerebro está la extraña habilidad de nunca olvidar una melodía.

De niños todos cantamos la canción del abecedario. La mayoría de americanos conoce la rima *"red sky in morning sailors take warning; red sky at night, sailors delight."*

La medicina no es diferente. "C5, C6 y C7 mantienen tus alas del cielo". Es una rima común de la Facultad de Medicina. Traducido, quiere decir C5 a C7 son las raíces nerviosas que activan los músculos que mantienen planos los omóplatos de la parte superior de la espalda. Cuando estos nervios están dañados, los huesos triangulares de la escápula se ensanchan como las alas de un ángel.

Una de las rimas musicales de Kathleen "C3, C4, C5 mantiene vivo el diafragma" tenía un verdadero sentido.

Cuando se dañan estos nervios, el diafragma no puede moverse correctamente y la respiración se ve afectada. Las lesiones de la médula espinal en la parte superior de la columna vertebral (cuanto menor es el número, más cerca a la parte superior de la columna vertebral), como la C2, sería casi con seguridad una sentencia de muerte porque el paciente nunca podría respirar adecuadamente. Sin embargo, aquellos pacientes con lesiones de la médula espinal por debajo de la C5 no deberían de tener muchos problemas para respirar.

Años más tarde, mientras estaba tratando a marines británicos en la unidad de cuidados intensivos del Hospital Naval Bethesda me acordaba de la rima de Kathleen. La mayoría de ellos habían estado destinados en Belice, América Central. Eran jóvenes, fuertes y estaban paralizados del cuello abajo.

En Belice, los ríos, arroyos y cuevas de la selva tropical despertaban su sentido de aventura. En el calor tropical sus frescas aguas, eran especialmente seductoras. Las arenas debajo de estas aguas son hermosas, pero pueden cambiar con las corrientes y volverse traicioneras, agua que podía tener 3 metros de profundidad un día al día siguiente podía ser dramáticamente menos profunda.

Estos desafortunados marines se lanzaban de cabeza en aguas inesperadamente poco profundas, rompiéndose el cuello justo debajo del cráneo en la C2. Escuchaban el fuerte crujido de los huesos cervicales al romperse cuando chocaban con el banco de arena. Sus vidas cambiaban en un instante y para siempre.

Esos jóvenes jamás podrían respirar por si mismos otra vez. Ver a esos marines morirse lentamente es algo que nunca podré olvidar. Cierro los ojos y mi propia respiración se ralentiza y se acompasa al ritmo constante de sus ventiladores mecánicos.

Todavía puedo escuchar los sonidos en esa

Unidad de Cuidados Intensivos. Es un recordatorio constante para todos nosotros que el cuerpo en el que estamos es el único que tendremos. Es sagrado, hermoso y a menudo, frágil. Vale la pena cuidarlo constantemente. Los médicos usamos este hecho muy humano para dar sentido e importancia al trabajo que realizamos.

CAPÍTULO 3

Dr. JOHN SNOW

Nuestro conocimiento médico se basa en la lenta recopilación de conocimientos acumulados y probados durante siglos por generaciones de médicos y científicos. Estos individuos a menudo tuvieron que superar creencias obstinadamente arraigadas, doctrinas médicas y hostilidad. Aún lo hacen.

En la década de 1850, el Dr. John Snow luchó contra esas fuerzas mucho antes de que su tocayo luchara en la serie de HBO, "Juego de tronos". Él fue el padre de la Epidemiología, el estudio de las causas y efectos de las enfermedades en una población. Esos estudios son la piedra angular de la salud pública. El dragón de Snow era el cólera.

En 1849, una epidemia de cólera en Inglaterra mató a más de 50.000 personas de una población de 1,5 millones, Causó la muerte de uno de cada treinta individuos, un enorme coste. El dogma médico de la época decía que la causa de la enfermedad era una "miasma", un gas invisible. Hoy sabemos que el cólera es una enfermedad transmitida por por aguas contaminadas con una bacteria específica que produce una potente toxina. La toxina estimula los intestinos para liberar cantidades masivas de líquido del cuerpo, causando muy rápidamente la deshidratación y la muerte. Incluso hoy, el cólera sigue siendo una enfermedad peligrosa: en 2010, después de un devastador terremoto en Haití, un brote de cólera mató a 7.000 personas en dos años.

En 1854, una nueva epidemia de cólera se apoderó de Londres. El gran avance de Snow fue señalar en un mapa cada nueva muerte en la ciudad. Se percató de que todas las víctimas se abastecían del agua de una sola fuente que se encontraba en Broad Street. En 10 días, 500 personas se habían infectado de cólera en un radio de unos cientos de yardas de la fuente. Esto ocurrió una era antes de que la Medicina reconociera a las bacterias como una fuente de enfermedades y, por supuesto, no se habían desarrollado antibióticos para tratar enfermedades bacterianas.

Él Dr. Snow escribió: "Al localizar el área, descubrí que casi todas las muertes ocurrían a poca distancia de la fuente; solo se produjeron 10 muertes en casas situadas más cerca de otras fuentes públicas. En cinco de esos casos, las familias de las personas fallecidas me informaron que siempre se abastecían en la fuente de Broad Street, ya que preferían el agua de esa fuente a la de otras que estaban más cercanas. En otros tres casos, los fallecidos eran niños que iban a la escuela cerca de la fuente de Broad Street ".

La solución de Snow fue simple: quitó el mango de la bomba de la fuente de Broad Street y la epidemia remitió rápidamente.

Probablemente salvó miles de vidas.

Snow no fue reconocido por sus esfuerzos. En cambio, un informe de la Junta de Salud en ese momento decía: "No encontramos que se establezca el hecho de que el agua estaba contaminada de la manera expuesta; ni encontramos evidencias suficientes que demuestren que los habitantes del distrito que bebieron del pozo, sufrieron en mayor proporción que otros habitantes del distrito que bebieron de otras fuentes ".

Aunque Snow encontró la fuente de la enfermedad, llevaría décadas a la Ciencia desarrollar la Teoría de los Gérmenes para las enfermedades. Aproximadamente 25 años después del trabajo de Snow, los científicos identificaron con precisión la bacteria que causa el cólera.

El descubrimiento fue hecho por el Dr. Robert Koch, microbiólogo y médico del Departamento Imperial de Salud en Berlín, Alemania. Identificó la bacteria del cólera y también descubrió los culpables del ántrax y la tuberculosis.

Quizás el mayor logro del Koch, sin embargo, fue desarrollar cuatro postulados sobre cómo identificar un agente infeccioso:

1. El agente sospechoso debe estar presente en todos los casos de una enfermedad.

2. Este agente debe cultivarse de un huésped infectado (una persona que está enferma).

3. La enfermedad debe reproducirse cuando el agente sospechoso se transfiere a un huésped sano (una persona diferente y no enferma).

4. El agente sospechoso también debe obtenerse del huésped infectado experimentalmente (una persona que ha sido expuesto al agente sospechoso de la enfermedad).

Estos postulados todavía guían la Medicina hoy

CAPÍTULO 4

ASCENSIÓN DEL ENFOQUE DEL "CONJUNTO"

A principios de 1900, un impacto inesperado en la atención médica moderna surgió de las evaluaciones de riesgos que se desarrollaron a partir de tablas actuariales de compañías de seguros de vida. En la década de 1910 las matemáticas y la estadística basadas en seguros comenzaron a recopilar datos vitales sobre individuos. Sus tablas actuariales fueron las primeras en documentar el riesgo de morir por hipertensión arterial.

Los datos dejaron claro que, si la presión arterial de un paciente excedía un cierto nivel, era más probable que muriera prematuramente. Ese conocimiento se usó para calcular el riesgo de las pólizas de seguro de vida individuales y establecer precios. Ahora se usa para el tratamiento y la prevención del derrame cerebral.

En ese momento, los médicos estaban indignados. Obviamente, las personas venían con complexión y tamaños diferentes y cabía esperar que tuvieran una presión arterial muy variada. A pesar de estas objeciones, con el tiempo, no se pudo negar el poder de los datos recopilados.

El trabajo de recopilación de datos concretos continuó para comprender mejor las enfermedades. En 1948, el Instituto Nacional del Corazón comenzó un gran estudio con 5.209 hombres y mujeres en Framingham, Massachusetts, un estudio innovador de los efectos de la dieta, el ejercicio, los antecedentes familiares y otros factores sobre las enfermedades cardiovasculares.

Los estudios de población a gran escala como éste en Framingham son el campo de pruebas para las teorías médicas de hoy y la base para evaluaciones médicas modernas. Finalmente, los estudios confirman o niegan la verdadera naturaleza de las enfermedades que a menudo se basan en la interacción de la Genética, los factores de riesgo físicos y los comportamientos poco saludables. Los estudios de población confirmaron los peligros de fumar y proporcionaron los hechos que llevaron a los tratamientos rutinarios de la presión arterial y el colesterol. Son la ciencia detrás de todo, desde los riesgos de quemaduras solares hasta los beneficios de una dieta mediterránea.

A pesar de lo valiosos que son, estos grandes estudios han fomentado un proceso de toma de decisiones médicas que descuida al paciente individual; grandes grupos o "conjuntos", se utilizan para recopilar los datos necesarios para comprender las enfermedades.

Desafortunadamente, esta estrategia promueve un enfoque de conjunto para toda la gestión médica. Este método basado en estadísticas y porcentajes de riesgo puede crear innecesarias tensiones entre los pacientes y sus médicos.

Las personas reales son más complejas y matizadas que los conjuntos en los que la medicina moderna los pone. Un "conjunto" de la población nunca se sienta frente a mí. La gente real lo hace. Nunca tienen 10 por ciento o 20 por ciento de cáncer o de derrame cerebral. Para cada paciente, es todo o nada.

Los "conjuntos" estadísticos son un poderoso punto de partida para cualquier evaluación, pero el juicio informado de un médico basado en la ciencia y el conocimiento del paciente es la verdadera base de una buena atención.

Estas deficiencias en el enfoque puramente estadístico son la base de una tendencia para avanzar hacia una atención más individualizada.

CAPÍTULO 5

UN SIGLO CONSTRUYENDO VIDAS MAS SALUDABLES

A comienzos del siglo XX, el promedio de esperanza de vida en los Estados Unidos era en torno a 40 años solo. Debido principalmente a las mejoras en la salud y salubridad pública, los estadounidenses nacidos hoy pueden esperar vivir el doble de lo que vivieron sus tatarabuelos. Las aguas más limpias, los alimentos más seguros, la mejor prevención de lesiones y otros avances han salvado y alargado la mayor parte de esas vidas; los notables avances del siglo pasado en vacunas, medicamentos, cirugías y tecnología médica han influido solo recientemente en esta tendencia.

Mi abuelo y tocayo, Eduardo José Balbona, nació en 1883 sin acceso a antibióticos para combatir infecciones, sin vacunas para protegerlo de virus mortales, como la polio. De los 18 hermanos, solo dos vivieron hasta la edad adulta; esa inconcebible mortalidad infantil era demasiado común a principios del siglo pasado, en aquella época, la mayoría de esos niños murieron de enfermedades infecciosas como la difteria o el sarampión que hoy en día son simples de tratar o prevenir.

En 1945, cuando Franklin D. Roosevelt era presidente de los Estados Unidos, no había medicamentos efectivos para tratar la presión arterial alta. La presión arterial de Roosevelt era increíblemente alta, concretamente 220/120 (un hecho documentado por sus médicos). El derrame cerebral masivo que le quitó la vida en Warm Springs, Georgia fue el resultado de décadas de inadecuado tratamiento, aunque era el estándar en ese momento. Su muerte por presión arterial alta y las posteriores preguntas que se suscitaron puede haber sido un factor para que unos pocos años más tarde comenzase el estudio de Framingham.

El conocimiento básico de los receptores del cuerpo para el control de la presión arterial y la frecuencia cardíaca se desarrolló en la década de 1950. Tratamientos como la quimioterapia, las intervenciones cardíacas, la diálisis renal y la ventilación mecánica son todos básicos en la medicina moderna. Sin embargo, es importante tener en cuenta que estos avances se han producido en las últimas décadas y en muchos sentidos, todavía estamos aprendiendo su adecuado uso. Por ejemplo, los procedimientos se utilizan mucho después de que nuestros pacientes hayan perdido la salud, mientras que con la detección precoz y los cuidados preventivos pertinentes hubiera tenido una pérdida de salud limitada. La clara desventaja de estas técnicas modernas es que el sistema de atención médica espera que el paciente sacrifique su buena salud antes de tomar cualquier medida. Estos procedimientos invasivos a menudo se presentan como el último recurso para la atención al paciente, a pesar de que los resultados del procedimiento no muestran ninguna ventaja para el tratamiento médico.

Por ejemplo, los Estados Unidos actualmente gastan más de 500 millones de dólares anuales en procedimientos como los stents coronarios en pacientes cardíacos estables. Se ha demostrado que estas costosas intervenciones no son mejores para prevenir ataques cardíacos y muerte cardíaca que medicamentos como las estatinas.

En el reciente estudio ISCHEMIA (International Study of Comparative Health Effectiveness with Medical and Invasive Approaches), se evaluó a más de 5.000 pacientes en 37 países comparando procedimientos cardíacos invasivos, como los stents coronarios (PCI) y la cirugía de derivación cardíaca (CABG) con el tratamiento con medicación. Se hizo seguimiento de estos pacientes con isquemia moderada o severa comprobada durante más de tres años. En el estudio ISCHEMIA, los hallazgos indicaron que los procedimientos invasivos, aunque mucho más costosos, invasivos y peligrosos, no fueron más efectivos para prevenir el ataque cardíaco y la muerte que el tratamiento con medicación.

Mientras tenemos acceso a más conocimientos médicos y opciones de tratamiento que en el pasado, el Sistema de Atención Médica actual opera únicamente reaccionando a la pérdida de salud del paciente. La medicina verdaderamente avanzada dependería de la detección precoz y los cuidados preventivos, en lugar de procedimientos costosos, invasivos y de "etapa final" que solo son necesarios cuando la enfermedad avanzada ya está presente. Es importante reconocer los enormes impactos de nuestras elecciones de la vida diaria, como la atención médica, el ejercicio y la nutrición para mantener nuestra salud.

Cada día, creas la persona que serás mañana y en el futuro. Tu cuerpo crea un nuevo tú, utilizando las materias primas de tu dieta y los efectos buenos o malos de tus hábitos y estilo de vida.

Todos los átomos en tu cuerpo son reemplazados cada pocos meses. El cuerpo no es simplemente una colección de piezas estáticas, sino más bien un flujo constante de momentos de vida que actúan sobre cada átomo, molécula, célula y parte del cuerpo.

Los glóbulos rojos sobreviven unos 120 días y son reemplazados constantemente por la médula ósea que se alimenta de hierro y otros nutrientes en tu dieta. El hueso de la cabeza del fémur que está dentro de la cadera generalmente se reemplaza cada seis meses. Eso requiere calcio en tu dieta y vitamina D del sol en tu vida.

Las materias primas para proteger tu salud están en las elecciones que haces todos los días: los alimentos que comes, el ejercicio que haces o no haces y los efectos de tus buenos o malos hábitos.

Las buenas elecciones tienen poder real. Éste es el único cuerpo que tendrás. Vale la pena apreciarlo y cuidarlo. Los médicos pueden ayudar, pero la primera responsabilidad de tu salud recae en ti.

CAPÍTULO 6

CREÍAMOS SABER

A lo largo de la historia, las úlceras fueron un azote para innumerables personas. Se piensa que la famosa pose de Napoleón con la mano en el chaleco era consecuencia del dolor de una úlcera de estómago.

Algunas veces hasta se necesitaba cirugía para controlar el sangrado y reducir la acidez estomacal que provocaba la ulcera de estómago.

A veces para reducir la producción de ácido y disminuir el riesgo de ulceras en el estómago se cortaba el nervio vago, que va del cerebro a los órganos del cuello, el pecho y el abdomen. Desde el bicarbonato hasta la leche se usaron para diluir el ácido. La teoría predominante era que el ácido en el estómago, causado por estrés diario, conducía a úlceras.

Cuando todavía era un joven médico australiano, el Dr. Barry Marshall desarrolló una nueva y controvertida idea. En la década de 1980 trabajaba con el patólogo, J. Robin Warren en el Hospital Royal Perth donde recibía muestras de cirugías estomacales. Se dió cuenta de que las úlceras a menudo estaban contaminadas con ciertas bacterias. Llegó al convencimiento de que estas bacterias eran las culpables de causar la úlcera péptica pues encontró la bacteria en el 80 o 90 por ciento de las úlceras. Esto en sí mismo fue una sorpresa ya que se pensaba que el estómago era estéril debido a la alta acidez del contenido estomacal.

En una convención médica donde presentó su idea, Marshall se encontró con la incredulidad y el ridículo. El tema ya estaba resuelto. Las úlceras las provocaba el estrés, los alimentos ácidos y una larga lista de otros factores, tanto se rieron de él que prácticamente lo echaron del escenario.

Enfurecido, Marshall volvió a su laboratorio, obtuvo un precipitado de la bacteria sospechosa en un vaso de laboratorio y lo bebió. En ese momento, no sabía si la infección podría curarse; en los días y semanas posteriores, enfermó con dolor y vómitos.

Con exámenes endoscópicos, mirando a su propio estómago con una cámara de video, documentó la transformación de las paredes de su estómago de rosado y sano a irregular y con úlceras. Marshall dijo: "Todos estaban en mi contra, pero yo sabía que tenía razón".

Los experimentos de Marshall mostraron que los postulados de Koch todavía son sólidos.

Él estableció el tercero de los postulados de Koch al reproducir la enfermedad transmitiendo el agente sospechoso a un huésped sano.
Desde entonces se reconoció que las úlceras pépticas son causadas por la infección bacteriana conocida como H. pylori, una combinación de antibióticos y antiácidos cura con éxito la infección.

Marshall nació el 30 de septiembre de 1951 en el pequeño pueblo de Kalgoorlie, Australia Occidental. En 2005 su trabajo fue reconocido con el Premio Nobel de Medicina por su investigación sobre las infecciones por H. pylori. En este momento está claro que estas infecciones bacterianas no solo son responsables de la mayoría de las úlceras pépticas, sino que también pueden juegan un papel importante en el desarrollo del cáncer de estómago.

Lo conocí en la década de 1990 en el Capitolio de los Estados Unidos mientras estaba haciendo lobby en el Congreso para ayudar a aprobar las pruebas por infección de H. pylori.

El Dr. Marshall continuó la docencia y sus investigaciones en la Universidad de Virginia en

Charlottesville. Si bien la mayoría de la gente nunca ha oído hablar del Dr. Marshall, su trabajo y sus "locas" ideas han salvado muchas vidas.

CAPÍTULO 7

SONIDOS DEL CORAZÓN

El Dr. Proctor Harvey, durante muchos años fue un ícono en la Facultad de Medicina de la Universidad de Georgetown en Washington, D.C. Su programa atraía a médicos de todo el mundo que querían aprender del maestro del arte médico perdido de la auscultación cardíaca.

Ésta es la técnica centenaria de cómo escuchar y comprender los sonidos que provienen del corazón y del pecho. La técnica de los sonidos del corazón de Harvey fue legendaria y las plazas de su curso anual siempre se agotaban.

Harvey era callado, gentil, divertido, prácticamente un médico estrella del rock más allá de los 80 años.

Su enfoque era tan simple y directo como él: "Un buen maestro tiene la capacidad de coger el tema que se está discutiendo y ponerlo en términos tan simples que todos puedan entenderlo; tiene la capacidad de ponerse en el lugar de los que están siendo enseñados ".

Cientos de médicos se sentaban en el auditorio mientras Harvey daba su programa. Tuve la oportunidad de ser parte de esas multitudes. Estábamos asombrados cómo si fuéramos testigos de un extraño y maravilloso espectáculo de magia. A todos nos dieron unos auriculares especiales para que pudiéramos escuchar los mismos sonidos que el maestro hacia con su estetoscopio.

Todo esto fue posible gracias al estetoscopio, inventado en 1816 por el Dr. Rene Laennec.

Laennec era un médico francés en París que, en el examen de una mujer joven, se sintió incómodo con la práctica habitual de ese momento de colocar la oreja directamente sobre el pecho. En su lugar, enrollo papel en un tubo y lo usó para escuchar. Laennec descubrió que el tubo funcionaba como un amplificador que hacía que los sonidos del corazón fueran más claros y fuertes.

Afortunadamente para la Medicina, también era un músico que tocaba la flauta y usando su talento musical le llevo a la invención de un tubo de madera similar a un audífono común que en ese momento se llamaba trompeta de oído.

Laennec llamó a su invención el estetoscopio de

las palabras griegas "stethos" (pecho) y "scopos" (examen). Hoy en día el estetoscopio lo llevan todos los médicos, aunque en una forma mejorada. El moderno estetoscopio bi-aural (dos oídos) fue inventado por el médico irlandés Arthur Leared en 1851 y ha experimentado mejoras graduales desde entonces. Hoy en día, los estetoscopios pueden amplificarse electrónicamente y los sonidos pueden analizarse mediante programas de ordenador.

Todavía recuerdo los consejos del Dr. Harvey en esa sala de conferencias hace años: "La tecnología más poderosa y sofisticada que usarás está justo entre tus oídos".

Harvey comenzaba su programa como un comediante con historias de casos y desventuras; toda una vida en Cardiología le había dado una gran riqueza de casos de pacientes con hallazgos sorprendentes y sonidos inusuales y únicos. También podía reproducir prácticamente cualquier sonido con su voz o golpeando los nudillos en el escritorio, era algo notable de presenciar.

Hacia el final del programa, sus colegas traían pacientes para tratar de confundirlo, sin éxito. Diseccionaba cada componente de los sonidos y obtenía un diagnóstico correcto sin la ayuda de ninguna tecnología moderna.

Su último caso fue su propio corazón, su descripción como con todos los demás casos era distante, clínica e igual de precisa. Sin embargo, había silencio mientras describía la patología cardíaca y el ritmo anormal de su fibrilación auricular con sus latidos cardíacos irregulares. Hizo comentarios sobre la mala perspectiva de este paciente en particular, su actitud amable y gentil nunca flaqueó. Las lágrimas llenaron mis ojos tanto entonces como ahora, sabiendo que estaba diagnosticando su propia condición irremediable. Desde entonces, el mundo ha perdido a un gran médico.

Pero la influencia del Dr. Harvey sigue viva ya que pasó estas técnicas a los estudiantes y enfermeras que veo en el hospital.

Pregunto como él, una simple serie de preguntas para que los estudiantes describan el murmullo de la estenosis aórtica. Yo digo "Primero, usa tus palabras", "¿a qué suena?".

Con la estenosis aórtica, se escuchará un murmullo de arriba abajo, un crescendo seguido por un decrescendo. SHHHR, Voop, SHHHR, Voop. Casi suena como una lavadora dando vueltas, con sonidos ascendentes y descendentes.

"Segundo, usa tus ojos ", los dirigía. "¿A qué se parece?" Les pedía que notasen que el sonido tenía la forma de un diamante: se eleva, alcanza su pico y cae.

"Finalmente, usa tu voz", decía. "cántalo". Éste es el paso final y más importante: "Si lo cantas, nunca lo olvidarás". Por supuesto, es el paso que los estudiantes rara vez quieren dar, pero hace que la lección sea memorable. Finalmente hacían los sonidos que oían, y nunca olvidarán el murmullo de la estenosis aórtica.

CAPÍTULO 8

UNA NUEVA ENFERMEDAD

En la década de 1980, una enfermedad que la humanidad nunca antes había visto comenzó a devastar a los Estados Unidos. La enfermedad no tenía nombre. Era simplemente una constelación de enfermedades que juntas conducían rápidamente a la muerte de hombres jóvenes aparentemente sanos.

La Marina de los Estados Unidos remitió esos casos que se producían entre sus hombres en todo el mundo al Hospital Naval Bethesda, donde yo estaba formándome. Un equipo de especialistas trabajó para salvar a estos marineros, pero la enfermedad era devastadora. El público nunca supo los horrores medievales que presenciamos: agentes infecciosos aparentemente benignos que mataban a hombres que nunca antes habían estado enfermos.

En estos pacientes, los hongos comunes causaban neumonía o meningitis, los virus comunes se replicaban sin control y destruían los órganos internos. A pesar de todos los esfuerzos por nutrirlos, los hombres antes fuertes y musculosos se volvieron cadavéricos y esqueléticos.

El Aspergillus es el moho negro común que todos hemos visto en nuestras duchas y vestuarios. Crece en la tierra y le gusta los ambientes cálidos y húmedos. Normalmente convivimos con Aspergillus a nuestro alrededor sin problemas ni infecciones fúngicas.

En nuestros pacientes, el mismo Aspergillus era capaz de crecer en sus pulmones y extenderse rápidamente fuera de control. Hubo una multitud de casos como este que simplemente en ese momento no tenían sentido para nosotros.

Los jóvenes doctores recién terminada la Facultad de Medicina y la residencia que pensaban que ya lo habían aprendido todo, se quedaban atónitos. No teníamos respuestas, ni tratamientos para una enfermedad que nadie había visto antes.

Ahora sabemos que ese nuevo agente infeccioso era el Virus de Inmunodeficiencia Humana (VIH) y la enfermedad que causaba era el Síndrome de Inmunodeficiencia Adquirida (SIDA).

Esas respuestas difícilmente ganadas se

encontraron usando los mismos conceptos que el Dr. Snow usó en Londres. ¿Qué tenían en común esos jóvenes? ¿Qué los había puesto en riesgo? ¿Cuál era el equivalente moderno de la fuente de Broad Street?

Fue la Epidemiología de la enfermedad la que proporcionó las pistas y condujo a la comprensión de lo que estaba sucediendo ante nuestros ojos. Se identificaron ubicaciones, se compararon los estilos de vida. Quedó claro que la homosexualidad estaba implícita como método de transmisión de la enfermedad. El estigma de la homosexualidad en ese momento y particularmente en el ejército, dificultó el trabajo, pero los factores de riesgo se hicieron evidentes y verlos fue el primer paso para controlar la epidemia del SIDA.

Los postulados del Dr. Koch todavía son significativos hoy en día. Conducen a causas y finalmente a tratamientos.

La dura realidad de la epidemia del SIDA mostró que nuestros cuerpos siguen siendo frágiles, con enfermedades como la viruela, el ébola, la gripe aviar u otras amenazas aún desconocidas a la vuelta de la esquina, listas para infligir sufrimiento y horror. La observación cuidadosa es, como siempre, el primer y esencial paso.

CAPÍTULO 9

Negarse a ver

Desafortunadamente, los tratamientos establecidos pueden ser la mano de hierro que nos ciega ante lo que está justo delante de nuestros ojos.

Hace años, durante nuestra transición de la Facultad de Medicina a la atención hospitalaria nuestro equipo de internos comenzó a rotar por los servicios del hospital.

Como los residentes de primer año, aprendíamos evaluando nuevos pacientes guiados por un residente senior y bajo la supervisión de un médico de mayor edad y con más experiencia.

Estábamos en el Servicio de Neurología, una rotación particularmente difícil llena de casos trágicos y pacientes que a menudo tenían pocas opciones de tratamiento.

Las camas estaban llenas de pacientes paralizados y sin habla a causa de un ictus. Aprendimos que el ictus ocurre con mayor frecuencia cuando se interrumpe el flujo sanguíneo al cerebro. Éste es un accidente cerebro vascular no hemorrágico, ya que no hay sangrado o hemorragia en el cerebro. A menudo se produce cuando un vaso sanguíneo está obstruido por una combinación de coágulo, placa arterial y espasmo.

Nuestros residentes se llamaban Brian, un brillante y pecoso pelirrojo; entre los residentes de primer año estaba Lisa, una persona sobresaliente y enérgica con ojos oscuros; Jim, un caballero sureño y Tom, un ex oficial naval. El médico responsable era el Capitán John Eisold, un intelectual de Vermont. Había estado en el Servicio de Submarinos Nucleares antes de ingresar en la carrera medicina. Nada lo inquietaba ni lo desconcertaba, era un hombre muy amable, pensaba que debía haber sido sacerdote.

Los internos de guardia, exhaustos por su trabajo nocturno, daban al equipo los datos básicos de cada paciente ingresado en el hospital durante la noche; después de la revisión, el equipo se amontonaba en su pequeña habitación del hospital. El paciente parecía ser un hombre ordinario de mediana edad. A juzgar por los músculos debajo de su camisa, tal vez estaba más en forma que la mayoría de los hombres de su edad.

Su esposa y sus dos hijas estaban de pie junto a su cama, con los ojos llenos de lágrimas. Mantenía su brazo en una posición curva, la primera señal de que su cerebro estaba dañado por un derrame cerebral. Desconectado del cuerpo, su cerebro ya no podía mantener el equilibrio adecuado entre los dos grupos musculares distintos del brazo: los flexores y los extensores. Los flexores, más grandes y fuertes, dominaban a los extensores, forzando el brazo del hombre a su posición actual junto a su cuerpo.

"Es un hombre de 53 años, hipertenso con un Broca", dijo el residente. Esto era afasia de Broca; el paciente podía entender cuando le hablaban, pero no podía hablar. La arteria que suministra sangre al lado izquierdo de su cerebro había sido dañada, afectando el control de los músculos en el lado derecho de su cuerpo, así como la parte de su cerebro responsable del habla. La debilidad en su brazo y pierna derecha y la pérdida del habla revelaron la ubicación exacta del accidente cerebro vascular en el área frontal lateral izquierda de las circunvalaciones del cerebro (área de Broca).

"Observe su presión arterial alta", dijo el residente. "Causó todo esto. Quiero que le bajen su presión sanguínea y quiero que la bajen para ayer ".

Esas fueron nuestras órdenes. Nuestra tarea como residentes de primer año fue comprobar que las órdenes se cumplieran al pie de la letra.

Nuestro propósito parecía dar esperanza a la familia. haríamos todo lo posible para ayudar a su ser querido.

Su presión arterial elevada no era una sorpresa. Durante muchos años, hubo evidencia de que la presión arterial alta aumentaba el riesgo de accidente cerebro vascular. tras un derrame cerebral, la presión arterial a menudo aumenta dramáticamente, incluso en personas con presión arterial previamente normal. Bajar esa presión era entonces el estándar de atención.

Se le administraron pequeñas cápsulas moradas de medicina debajo de su lengua. Su presión arterial bajó, pero su estado empeoró claramente. A medida que su presión sanguínea bajaba a niveles normales, su habla y sus fuerzas se deterioraban. Más tarde, su presión arterial volvió a subir y su habla y fuerza mejoraron.

Todos sabíamos que debíamos parar el control de la presión arterial que habíamos empezado, pero no podíamos ver más allá del dogma del tratamiento establecido. No abríamos los ojos para ver claramente lo que estaba pasando.

Hoy los médicos toman el enfoque opuesto para tratar a las víctimas de derrame cerebral. Ahora, aumentamos su presión arterial porque finalmente nos dimos cuenta de que bajar la presión causa daño y no beneficia al paciente pues aumentar la presión cuando se tratan accidentes cerebro vasculares no hemorrágicos mantiene el flujo de sangre al área del cerebro lesionada e inflamada.

Nuestro paciente mejoró a pesar de nuestra intervención, pero su vida cambió para siempre. Finalmente se quedó con debilidad en el lado derecho, principalmente en su brazo; podía hablar, pero con menos claridad de lo normal y tenía que usar un bastón para caminar.

La tragedia aún mayor fue que nuestro paciente comenzó su camino hacia el derrame cerebral muchos años antes, cuando su hipertensión no fue diagnosticada y tratada. Se sentía bien y estaba en forma pero no lo estaba. Una intervención precoz podría haber prevenido el accidente cerebrovascular que le cambió la vida.

CAPÍTULO 10

¿QUE PASA DOCTOR?

Esencialmente, somos conejitos grandes.

Se vuelve obvio cuando se considera desde un punto de vista anatómico y fisiológico: estamos destinados a ser principalmente comedores de plantas (herbívoros).

Muchos animales, como tu perro o tu gato, rara vez comen vegetales y por lo tanto, carecen de la vitamina C de estos vegetales en su dieta. Afortunadamente para ellos, el metabolismo de sus cuerpos puede producir vitamina C. Esta vitamina está presente en muchas plantas, especialmente en frutas y verduras. Los humanos carecen de la capacidad de producirla metabólicamente y deben obtenerla de comer vegetales que contienen esta vitamina esencial. Si los humanos no la toman suficientemente en su dieta, enfermarán de una enfermedad conocida como escorbuto.

El antiguo griego Hipócrates e incluso los antiguos egipcios describieron la enfermedad del escorbuto como resultado de la deficiencia de vitamina C. El escorbuto ha afectado durante mucho tiempo a los viajeros, los marineros y las comunidades pobres con acceso limitado a frutas y verduras que contienen esta vitamina. La enfermedad comienza con una inusual debilidad, dolor muscular y falta de resistencia. Luego la piel se afloja, se vuelve frágil, las encías sangran y el pelo y los dientes se caen; finalmente, hay sangrado difuso y hematomas, insuficiencia renal y pulmonar y eventualmente, la muerte. La vitamina C juega un papel vital en la formación de colágeno, a saber, componente importante de nuestra piel, músculos, vasos sanguíneos y tejidos. Muchas de las manifestaciones del escorbuto se deben a la incapacidad del cuerpo para producir colágeno normal sin vitamina C.

Miles de marineros murieron de escorbuto durante la Era de las Exploraciones. Era una amenaza constante para los marineros que contaban muchas historias de muertes por escorbuto. Incluso se encontró un gran galeón español a la deriva con todos los marineros de abordo muertos por esta patología. En 1579, un fraile español fue el primero en publicar un tratamiento para el escorbuto con naranjas y limones. Sin embargo, los primeros experimentos con el escorbuto no se harían hasta 168 años después.

El doctor James Lind, mientras estaba en el

Servicio Naval Británico, realizó experimentos sobre el tratamiento de esta enfermedad. En 1747, separó a doce pacientes enfermos de escorbuto en grupos de dos. Les dió naranjas y limones, sidra, vinagre, agua de mar o ácido diluido. Después de una semana, solo los dos tratados con cítricos habían mejorado y todos los demás seguían graves.

Los británicos fueron de los primeros en darse cuenta de la necesidad de frutas o vegetales en la dieta para evitar esta enfermedad común entre los marineros. Antes de eso, la dieta típica consumida en largos viajes por mar era galletas duras y carnes secas que carecían de esta vitamina esencial.

El Capitán James Cook en sus exploraciones tomó en serio estos hallazgos y ordenó a sus hombres que siempre que fuera posible se aprovisionasen de frutas y verduras nativas. También llevo muchos barriles (7.000 libras) de chucrut que también contiene vitamina C. A pesar de años en el mar, durante sus viajes ninguno de los marineros murió de escorbuto. El escorbuto se puede evitar con la ingesta de cualquier fruta cítrica y muchas verduras que sean naturalmente ricas en vitamina C, de hecho se atajó en los barcos británicos almacenando zumo de lima para que los marineros lo tomaran diariamente cuando estaban embarcados. Debido a esto, los marineros británicos llegaron a ser conocidos como "limies".

Nuestra necesidad de vitamina C para prevenir su deficiencia es la evidencia de que principalmente estamos destinados a ser "herbívoros" -comedores de plantas-.

Nuestros dientes son una evidencia adicional. Tenemos dientes caninos pequeños para la defensa, pero sobre todo tenemos molares grandes para comer plantas. Solo tienes que mirar los dientes de los verdaderos "carnívoros" -comedores de carne- para ver esta diferencia. Considera la sonrisa ominosa de un cocodrilo, un tiburón o un tigre, sus dientes grandes y puntiagudos claramente no son como los nuestros.

Finalmente, está la longitud de nuestro tracto intestinal delgado de 7 metros. este largo tracto intestinal delgado se utiliza para la absorción de los nutrientes de nuestra dieta. Solo son necesarios en la naturaleza en verdaderos herbívoros como las vacas o las ovejas debido al tiempo requerido para permitir el trabajo químico necesario para descomponer el forraje de las plantas en nutrientes útiles. No es así si eres un carnívoro, un intestino relativamente corto servirá para descomponer las grasas simples y proteínas, así, los intestinos del gato son rápidos y cortos, como puede atestiguar cualquier amante de los gatos.

Los productos cárnicos ocasionales son buenos por la vitamina B12 que contienen. Pero no hay duda de que una dieta rica en productos animales también tendría un alto contenido de colesterol y grasas saturadas y sería más probable que provocase enfermedades y muerte prematura.

CAPÍTULO 11

ESTO LO SABEMOS

Jim y yo nos sentamos allí riéndonos, "Si supiera que iba a vivir tanto tiempo, me habría cuidado mejor".

Me reí, aunque había escuchado esa broma miles de veces antes.

El camino por delante sería difícil y él había elegido la dirección de su vida hacía muchos años. Había sido un atleta, en su juventud, él y casi todos los demás atletas tenían cigarrillos en los bolsillos de sus camisas.

Quizás eso fue durante un tiempo diferente, pero en muchos sentidos, sigue siendo lo mismo.

¿Qué joven pensaba entonces o piensa hoy que alguna vez envejecerá y se debilitará?

Las profundas arrugas grabadas en las mejillas de Jim fueron causadas por una vida dura, gran parte de ella pasada al aire libre. Su mandíbula era fuerte, pero si le mirabas de cerca, podías verle fruncir los labios para tratar de mantener abiertos sus dañados pulmones. Los muchos años de fumador habían convertido las vías respiratorias de sus pulmones en arrugadas bolsas que se derrumbaban al espirar.

Su pecho era ancho no tanto por los músculos abultados del tórax sino por los pulmones sobre inflados en su cavidad torácica. Se había vuelto incapaz de exhalar todo el aire que tomaba con cada respiración. Sus pulmones expandidos presionaban contra su caja torácica haciendo que cada vez fuera más difícil respirar. Finalmente, con el menor esfuerzo, se quedaba sin aliento.

Desde el otro lado de la habitación, pude ver sus prominentes ojos y la curva de sus uñas. Ambas eran reacciones a sus crónicamente bajos niveles de oxígeno debido a su enfermedad pulmonar avanzada.

Todas las conversaciones empezaban con la misma pregunta: "¿Cuándo mejoraré?"

¿Cuántas maneras pueden encontrar los médicos para decir?: "Nunca, realmente no". Los pacientes tienen la expectativa de que la medicina moderna pueda arreglar lo que se hagan a sí mismos, pero no es cierto.

El sistema de órganos de nuestro cuerpo tiene integrada una gran redundancia, como los sistemas de respaldo en un transbordador espacial. Si una parte de un órgano se daña, el resto puede manejar fácilmente la carga adicional, al menos al principio. Por lo general, disfrutamos de esta increíble capacidad de tolerar el daño de nuestros órganos antes de que fallen.

Eso suena genial, pero lo que realmente significa es que antes de que Jim se quedara sin aliento, había destruido la gran mayoría de sus pulmones. Jim se sentía bastante bien hasta el día en que notó que no podía respirar.

Ese día fue la consecuencia de años, si no décadas, de fumar. Podría haber cambiado su camino y decir: "Esto no es para mí", pero Jim dijo que no sabía que esto podría pasarle.

Jim casi con toda certeza conocía el riesgo mortal de fumar, pero aprendió de la peor manera posible el alto coste de la negación.

Ahora, está atado a una botella de oxígeno y pronto necesitará cirugía para su avanzado cáncer de pulmón.

La mayor tragedia es que todo esto es evitable. No fumar nunca es la mejor manera de prevenir la enfermedad pulmonar y el cáncer de pulmón. Ninguno de nosotros es inmune a los riesgos bien documentados de fumar.

Incluso después de ser fumador, una prueba preventiva de detección podría haber detectado su cáncer mucho antes de que se enfermara. Ese es casi siempre el caso.

Nuestras facultades de medicina nos enseñan que el punto en el que un paciente necesita atención es cuando surgen los síntomas de la enfermedad.

Los médicos ahora se dan cuenta de que la enfermedad comienza mucho antes de que se puedan detectar los síntomas, pero seguimos abocados a actuar por el modelo basado en los síntomas en lugar de por nuestro conocimiento del proceso de la enfermedad en sí (su "fisiopatología").

Esta presunción de salud permite que la enfermedad avance a menudo durante décadas sin control. Cada uno de nosotros tiene un papel que desempeñar en el mantenimiento de nuestra salud, pero es mejor hacerlo en estrecha colaboración con un médico.

En el caso de Jim, sabemos que una prueba específica podría haber marcado la diferencia. Los estudios han demostrado que el uso de escaneo de Lung CT de baja dosis -una radiografía especial: Tomografía Computarizada- puede detectar cuatro veces más cantidad de cánceres de pulmón en comparación con las radiografías tradicionales. Además, al usar escáneres CT, estos cánceres tienen seis veces más probabilidades de ser descubiertos en la etapa más temprana (Etapa 1) que es cuando existe una mayor posibilidad de una cura real.

La prueba también es menos costosa que el tratamiento en la etapa avanzada de la enfermedad. El Early Lung Cancer Action Project (ELCAP) demostró que la detección en grupos de alto riesgo es muy rentable, esto es, tiene un coste estimado de $ 2.000 por vida salvada en comparación con el coste estimado de $ 50.000 para la detección del cáncer de colon o de mama.

Los cánceres de pulmón matan a más personas que los cánceres de colon y de mama juntos.

Este método de detección de CT en espiral de

baja dosis   está actualmente infrautilizado. Con demasiada frecuencia, por su menor coste, los médicos están dispuestos a usar una ineficaz radiografía de tórax para la detección. Todas las partes implicadas hacen lo que siempre han hecho, a pesar de la abrumadora evidencia de que los cambios simples tienen beneficios que salvan vidas.

Cambiar el proceso tradicional de diagnóstico y tratamiento del cáncer de pulmón implica conflicto, lucha e incertidumbre, pero ¿cuántas miles de vidas se pierden innecesariamente porque los médicos y la sociedad en general no tienen el coraje colectivo de exigir cambios?

CAPÍTULO 12

ENSEÑA A TUS HIJOS

Era un típico sábado por la noche en urgencias. Había un bebé con cólicos llorando, un borracho vomitando y una mujer embarazada gimiendo mientras esperaba su turno con un médico. La enfermera de triaje estaba organizando las visitas sin cita y dirigiendo a su personal. Una ambulancia que llegaba bañó la habitación brevemente con sus destellos de luz roja.

Como cualquier médico, tenía mil cosas que hacer, recordar, terminar, cambiar.

Al examinar la sala de espera, noté una figura inquieta, una mujer joven con una silla de plástico vacía a cada lado. Estaba llorando, realmente gimoteando, cubriéndose la cara mientras el caos de la sala de urgencias giraba a su alrededor. Era demasiado joven para estar allí sola. ¿Dónde estaban sus padres, su familia, una amiga?

En la sala de urgencias, los primeros pensamientos de un médico son las innumerables cosas que tiene que hacer. Pero la joven frente a mí cambió todo eso.

Me senté y escuché mientras ella describía las dolorosas y ardientes ampollas que le habían aparecido recientemente sobre su área pélvica. Pensé que ella seguro que sabía lo que estaba sucediendo, alguien debe haberle hablado sobre las enfermedades de transmisión sexual (ETS) y cómo evitarlas.

El fuerte zumbido de la sala de urgencias se desvaneció mientras estábamos sentados y hablando con tranquilidad. El herpes genital nunca es una conversación fácil.

"Necesito preguntarte acerca de tus contactos sexuales", le dije. Ella me fulminó con la mirada, pero, al no ver malicia, respondió a mis preguntas.

Cuando terminó, le dije: "Necesitaré una enfermera, necesitamos confirmar el diagnóstico, también tenemos que examinarte para detectar el VIH. Estas enfermedades de transmisión sexual pueden venir en paquetes ".

Ella se veía tan abatida.

"¿Alguna pregunta?", Pregunté y respondí: "Sí, podemos tratar esto no, no tiene cura. Sí, es probable que las ampollas vuelvan. Sí, puedes transmitir esto a otras personas. Sí, incluso a tus hijos. Sí, incluso cuando las ampollas desaparezcan".

Ella comenzó a llorar de nuevo. Necesitaba llorar y llorar. Era una especie de muerte, una muerte de la inocencia. Levantó sus ojos hacia los míos y simplemente dijo: "Nadie. Nunca nadie me querrá ahora".

¿Qué dices? Los médicos no estamos capacitados para manejar estas situaciones.

Si ella fuera mi hija ¿la abrazaría y le diría que eso no es cierto? ¿Le diría que esta enfermedad no la marcará? ¿Le diría que la vida continúa y que sobrevivirá?

¿Qué le dices a una mujer joven que acaba de enterarse de que durante el resto de su vida tendrá que lidiar con la dura realidad del herpes genital?

Hay momentos en la medicina que las palabras te faltan. A veces, solo puedes acercarte y tomar la mano de alguien. Esto no ha cambiado en todos los años que los médicos han estado atendiendo pacientes.

Entró una enfermera, nos miró y pareció sorprendida. Me puse de pie, tal vez un poco demasiado rápido. Escribí una receta y ofrecí asesoramiento. El Departamento de Salud Pública estaba obligado a contactar con ella. Ahora se ha convertido en una estadística en el mundo -a menudo frío de la salud pública-.

Ella nunca será una estadística para mí. Ella es la tragedia que vemos todos los días cuando la ignorancia o la negación causan daños innecesarios. Necesitaba saber sobre las enfermedades de transmisión sexual, necesitaba saber cómo prevenirlas, necesitaba un padre, un amigo, un maestro o un médico para hablar. Ella es la esencia de la medicina tanto en su potencial como en sus fracasos.

Para. Abre tus ojos. Mira sus lágrimas.

CAPÍTULO 13

EL LADO HUMANO DE LA MEDICINA

Tener un médico, conocerlo personalmente y que te conozca y se preocupe por ti, también es la clave para una buena relación médico/paciente.

Cuando mi esposa Kathleen era una niña, su padre el Dr. George Trotter, la llevaba con él a las visitas domiciliarias. Del mismo modo cuando yo era niño mi padre, el doctor José Balbona, me llevaba de vez en cuando a sus visitas hospitalarias.

"Oh, Dios mío", gritó el paciente.

Miró hacia abajo para ver qué estaba pasando en sus pies. A los pies de la cama estaba Kathleen, una niña pelirroja, besando los dedos de los pies de la anciana. Kathleen sabía, como todo niño pequeño, que los besos mejoraban las cosas.

"Ella debe ser un ángel del cielo", dijo.

El Doctor Trotter alejó a la pequeña Kathleen de la cama y gentilmente dijo: "Eso es suficiente Kathleen, ahora está mejor".

Luego ella cogió su mano y se puso a su lado.

Trotter también llevaba a Kathleen a las visitas domiciliarias de algunos de sus pacientes más graves. Cuando le preguntaban qué hacia ella con él, él decía en broma: "Ella es mi guardaespaldas".

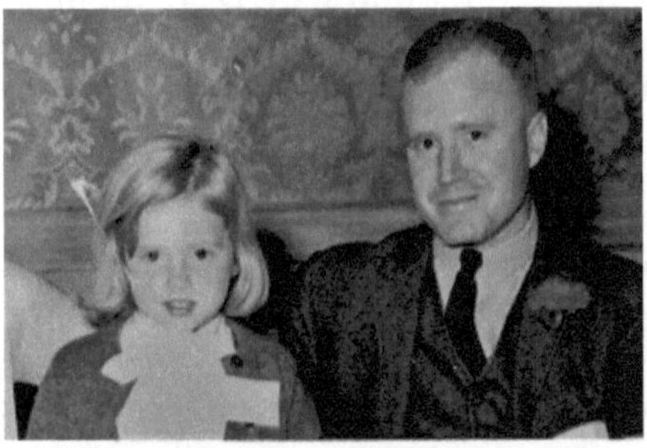

Kathleen y su padre el Dr. George Trotter

Años después, tal como el padre de Kathleen y mi propio padre nos habían llevado a las rondas cuando éramos niños, comencé a hacer lo mismo con nuestro hijo. Joseph, tenía unos cinco años cuando empecé con la práctica de llevarlo a mis visitas de pacientes. Iba conmigo de visita al hospital los fines de semana. Joseph llevaba su pequeña bolsa de doctor y un martillo de reflejos, su instrumento favorito.

Bernice era una paciente drepanocítica con dolor crónico intenso, pero sus ojos se iluminaban al ver a Joseph y su dolor de alguna manera se le olvidaba. así, ella interrogaba a mi hijo sobre qué tipo de médico sería, Joseph simplemente decía "Creo que uno bueno".

Nuestra siguiente visita fue una paciente con cáncer terminal. Había dicho que no tenía nada por lo que vivir y nada que esperar excepto su propia muerte. Estos comentarios desaparecieron una vez que el "Dr. Joseph" comenzó sus rondas.

Cada día de la semana, ella me preguntaba si regresaría el fin de semana. Creo que en realidad no quería salir del hospital debido al suave toque y el cuidado de este niño. Ella le mostraba dónde colocar su estetoscopio y le preguntaba cómo estoy. Él siempre decía "mejor" y eso le ponía una amplia sonrisa en la cara.

La administración del hospital era escéptica con esta actividad al principio. Su principal preocupación era la responsabilidad legal de tener a un niño pequeño en el hospital. Pero cedieron una vez que vieron la gran alegría que su presencia traía a los pacientes y enfermeras que conocía. Este es el lado humano de la medicina que se pierde con las métricas de calidad que utilizamos hoy en día. Sin embargo, esta conexión humana es esencial y es el aspecto más importante de la atención médica.

Joseph está ahora en sus últimos años de la facultad de medicina. Estoy seguro de que será "un buen médico", como predijo hace tantos años.

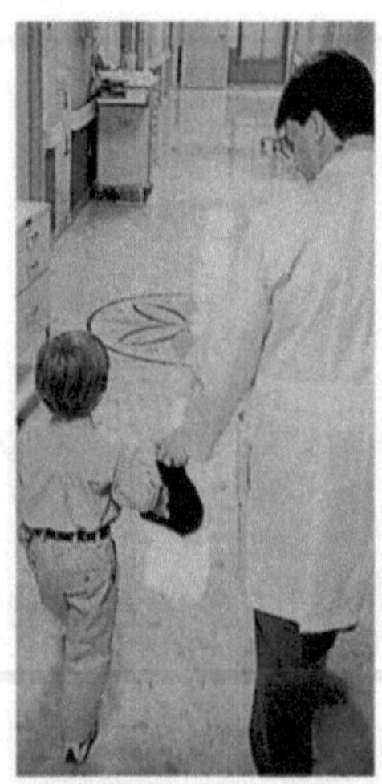

El Dr. Balbona con su hijo Joseph 1999

Abre tus ojos

CAPÍTULO 14

VACUNAS: DÁSELAS

"Papá, creo que estás loco", se quejó mi hijo Joseph mientras se subía la manga. "Cállate y acepta tus vacunas", le respondí.

"¿Sabes que ésta es una vacuna para el cáncer cervical?", Pregunto.

"Lo sé, pero el virus no ".

Mi otro hijo, John Edward se vacunó sin quejarse. Él confía en mí en materia de medicina (pero solo en eso).

Mis hijos estuvieron entre los primeros hombres jóvenes en recibir la vacuna contra el virus del papiloma humano (VPH).

Ninguna vacuna en la historia de la medicina ha sido específica de género porque ningún virus es específico de género. El virus del papiloma humano no es una excepción. Nuestra FDA simplemente aún no lo había descubierto.

Inicialmente aprobada para la prevención del cáncer cervical, la vacuna contra el VPH aumentó la respuesta del sistema inmune contra el virus. El virus del papiloma humano también está relacionado con los cánceres del glande y del cuerpo del pene. Se diagnostican aproximadamente 30.000 casos de cáncer asociados al VPH cada año.

Sabía que protegería a mis hijos del virus del VPH y haría que fuera menos probable que lo transmitieran a un futuro cónyuge. Más del 90% de los cánceres cervicales se pueden prevenir con esta vacuna.

La preocupación de que podría promover la promiscuidad es tan absurda que apenas merece mención. Las vacunas son quizás los tratamientos más poderosos que tenemos para proteger nuestra salud.

Uno solo necesita presenciar un caso de muerte por cáncer cervical metastásico para apreciar el tremendo beneficio de reducir el riesgo de este cáncer mediante la administración de vacunas.

Si bien no es comúnmente valorado, lo que sabemos de las vacunas se lo tenemos que agradecer a las lecheras del siglo XVIII. Incluso en 1700, las lecheras eran ampliamente conocidas como inmunes a la devastadora enfermedad de la viruela.

La primera vacuna exitosa fue desarrollada por el Dr. Edward Jenner en 1796. Jenner era un médico inglés que trabajaba en el Hospital St. George de Londres. Usando ese conocimiento sobre las lecheras planteó la hipótesis de que la leve enfermedad de la viruela vacuna, una enfermedad común y leve que las lecheras padecían, proporcionaba esta protección. Utilizo esta premisa para crear un proceso de vacunación para proteger a los pacientes de la infección por la mortal viruela humana. Una joven lechera llamada Sarah Nelmes había desarrollado las típicas pústulas en la mano provocada por la viruela vacuna, contraída de su vaca Blossom. Usando el material blanco y caseoso de sus pústulas de viruela vacuna, Jenner se lo inoculó al hijo de su jardinero, un niño de 8 años llamado James Phipps. Fue el primer uso de la vacuna para proteger contra una enfermedad viral.

La viruela vacuna era un virus similar pero mucho menos virulento que la viruela humana. La introducción en el sistema inmunitario de la viruela de la vaca producía anticuerpos para ambos, protegía contra la viruela vacuna y el virus de la viruela humana.

El Dr. Jenner probó su vacuna en otros 23 sujetos y posteriormente, al exponerlos a la viruela humana, pudo demostrar que efectivamente estaban protegidos por la vacuna. Su trabajo fue la base para erradicar esta peligrosa y deformante enfermedad.

Finalmente, el virus de la viruela humana fue llevado al Nuevo Mundo por los exploradores y colonos europeos y devastó las poblaciones indias nativas que nunca habían estado expuestas al virus.

No tenían la inmunidad natural de los europeos, y se extendió rápidamente por las tribus nativas americanas. En un corto período de tiempo, las Américas quedaron prácticamente libres de poblaciones de nativos americanos. Se estima que 20 millones de nativos americanos perecieron, aproximadamente el 90% de la población indígena nativa. Ningún poder con superioridad militar podría haber logrado esto, pero aparentemente el virus de la viruela y otros virus lo consiguieron. El virus de la viruela probablemente cambió el curso de la historia en el Nuevo Mundo al debilitar a las poblaciones que fueron desplazadas por los recién llegados europeos.

Hoy un nuevo virus: el nuevo coronavirus de 2019 amenaza nuestra salud global. El virus es un virus de origen animal que nunca antes se había visto en humanos. Ninguna persona ha sido infectada previamente y ningún individuo tiene anticuerpos o inmunidad a la enfermedad Covid19 que causa el virus. La humanidad ahora está en una posición similar a la de los nativos americanos que se encontraron por primera vez con el virus de la viruela. A medida que el nuevo coronavirus se extiende por los países como una pandemia mundial, amenaza con matar a miles de individuos. Es un recordatorio del tremendo poder de las nuevas enfermedades.

Es un recordatorio del tremendo poder de las nuevas enfermedades.

CAPÍTULO 15

LOS EXPERTOS NECESITAN AYUDA

Mi paciente en la consulta era un cirujano cardiovascular, usualmente venía temprano a nuestra clínica. Como cara visible de la cirugía a corazón abierto en el hospital, estaba muy ocupado.

Poco podría decirle acerca de la epidemia de enfermedades cardíacas que se extendía entre nuestros pacientes. Lo sabía muy bien.

La enfermedad cardiovascular (ECV) es la base de la enfermedad cardíaca y es la principal causa de muerte a nivel mundial. En los Estados Unidos, la ECV mata a 600.000 personas anualmente y es la principal causa de muerte tanto de hombres como de mujeres.

Varios tradicionales factores de riesgo se saben que aumentan el riesgo de enfermedades cardiovasculares: tabaquismo, presión arterial alta, colesterol elevado, diabetes y antecedentes familiares. Los médicos buscan estos factores para evaluar el riesgo cardiovascular de un individuo, así como para reducir su riesgo de complicaciones como un ataque cardíaco o un derrame cerebral.

El desafío al que se enfrentan los médicos para diagnosticar la ECV es la alta incidencia de enfermedad cardiovascular silenciosa o no diagnosticada. La mitad de todas las muertes cardiovasculares ocurren en personas que son evaluadas como de bajo riesgo. Muchas de las muertes atribuidas a ECV no se trataron de manera óptima en los Estados Unidos porque la enfermedad no fue diagnosticada.

La arteriosclerosis es el proceso de acumulación de colesterol y placa dentro del revestimiento de las arterias. Comienza en nuestra juventud, pero los síntomas no surgen hasta que se producen obstrucciones de alto grado que limitan el flujo sanguíneo en una de las principales arterias coronarias. Cuando finalmente se desarrollan síntomas como el dolor en el pecho, a menudo en personas de la mediana edad, la enfermedad ha estado presente durante varias décadas.

A los 40 años, desarrollar una enfermedad coronaria es un riesgo para 1 de cada 2 en hombres y 1 de cada 3 en mujeres estadounidenses.

John, Mi paciente, tenía cincuenta y tantos años.

Había notado una pérdida de energía y resistencia y había asumido que era solo un envejecimiento natural. Había corrido maratones y se enorgullecía de su estado cardiovascular.

Por supuesto, él sabía acerca de los estudios que mostraban cuán temprana y silenciosamente comienza la enfermedad cardíaca.

Desde relevantes estudios de las autopsias a los soldados que murieron en las guerras de Corea y Vietnam, hemos sabido que la enfermedad cardíaca comienza en la juventud y la adolescencia. Un informe de 1953 realizado por patólogos del Ejército de Estados Unidos fue uno de los primeros en identificar enfermedades cardíacas avanzadas en víctimas jóvenes en Corea. Sorprendió a la comunidad médica en ese momento porque la edad promedio de los soldados caídos era de solo 22 años.

Un estudio similar en la década de 1990 recopilo datos de las autopsias de cientos de víctimas de accidentes, homicidios y suicidios de individuos entre 15 a 34 años de edad, clasificando los resultados según el sistema de clasificación de la American Heart Association.

El estudio encontró que aproximadamente el 19 por ciento de los hombres de 30 a 40 años y el ocho por ciento de las mujeres de la misma edad tenían evidencias de enfermedad cardíaca avanzada (AHA Clase 4) y no diagnosticada.

Estos estudios respaldan el concepto de que los factores de riesgo en las primeras etapas de la vida crean las bases para la aterosclerosis y, en última instancia, conducen a complicaciones de ataque cardíaco y muerte décadas después. También afianza el argumento de la detección y tratamiento temprano.

John estaba bien informado sobre el riesgo de enfermedad cardíaca y sus factores de riesgo, de la presión arterial alta y los niveles altos de colesterol. También se dio cuenta de que su historial familiar en enfermedades cardíacas lo ponía en un riesgo aún mayor. Sin embargo, se había mantenido extremadamente en forma durante gran parte de su vida y lo consideró un antídoto para los riesgos que tenía. Él estaba equivocado. Su historia y su atareada vida habían conspirado contra él.

Uno de los métodos más innovadores de evaluación cardiovascular no invasiva basada en la Tomografía Computarizada (TC) es la puntuación de calcificación de la arteria coronaria o CAC, a menudo llamada Puntuación de Calcio Cardíaco. Es una prueba fácil y económica que puede salvar vidas.

Este método documenta y cuantifica la placa existente o la carga aterosclerótica que existe dentro del corazón debido a la enfermedad de las arterias coronarias.

CAC puede identificar a aquellos con mayor riesgo de incidentes cardíacos. En una escala de 0 a 400, las personas con puntuaciones superiores a 100 tienen el doble de probabilidades de experimentar un evento cardíaco que aquellos pacientes con enfermedad cardíaca diagnosticada, como los pacientes con ataques cardíacos previos.

El problema actual al que se enfrentan los médicos no es el sobre-diagnóstico de la enfermedad cardiovascular, sino todo lo contrario.

Los datos del Centro para el Control y la Prevención de Enfermedades (CDC) en su iniciativa Million Hearts 2022 sugieren que se debe hacer más para identificar enfermedades cardiovasculares en individuos asintomáticos.

Los hallazgos muestran que hasta una de cada tres hospitalizaciones y muertes relacionadas con incidentes cardiovasculares en 2016 eran adultos de entre 35 y 64 años.

Durante una conferencia de prensa, la directora adjunta principal del CDC, la Dra. Anne Schuchat, dijo, "muchos de estos incidentes cardiovasculares están ocurriendo en adultos de mediana edad, a quienes normalmente no consideraríamos de riesgo. La mayoría de estos incidentes pueden prevenirse a través de acciones diarias para ayudar a reducir el riesgo y manejar mejor las condiciones médicas ".

El Heart Calcium Score proporciona una alta sensibilidad para identificar pacientes con enfermedades cardiovasculares. Una vez diagnosticadas en un individuo, las medidas preventivas que han demostrado reducir la mortalidad cardiovascular incluyen el uso de aspirina y estatinas, el control de la glucosa y la presión arterial, así como el abandono del hábito de fumar y el realizar ejercicio físico.

Cuando John recibió sus resultados, dijo que se sentía "conmocionado". Esto no debía pasarle a él. Estaba demasiado ocupado cuidando a sus pacientes cardíacos para concentrarse en su propia salud.

Después de ver los resultados del Heart Calcium Score, equilibró su estilo de vida anteriormente agobiante y sus hijos permanecieron felizmente ajenos a la tragedia evitada. La enfermedad mortal que albergaba se controla de cerca y se trata de forma intensiva ahora que él y todos sus médicos son conscientes de ella.

La mejor atención para su posible ataque al corazón era nunca tener uno.

El diagnóstico temprano ofrece la mejor oportunidad para la prevención de enfermedades.

CAPÍTULO 16

UN CORAZÓN ROTO

El tratamiento de la Insuficiencia Cardíaca se remonta 200 años atrás con la introducción del Digitalis (1) por parte de William Withering. Este fue el primer medicamento efectivo para el corazón y se obtuvo de la planta común: la dedalera.

Withering ejerció en Inglaterra en 1875, donde colaboró estrechamente con colegas médicos y no médicos. Debido a su profundo conocimiento botánico, pudo identificar el "Digitalis" como el ingrediente esencial en una receta prescrita por un herborista local y metódicamente demostró su valor en pacientes con insuficiencia cardíaca. La "Digitalis" se puede obtener de las hojas de la planta común llamada dedalera.

La Insuficiencia Cardíaca es actualmente una de las enfermedades más costosas para nuestro sistema de salud. Afecta a más de 5 millones de estadounidenses y el coste es en torno a 30 mil millones de dólares anuales.

(1) Sustancia derivada de las hojas secas de la dedalera cuyos principios activos son la digoxina y la digitoxina que

estimulan el músculo cardíaco.

La insuficiencia cardíaca es también el principal diagnóstico que conduce a la hospitalización.

En la insuficiencia cardíaca, un corazón debilitado no puede bombear toda la sangre que recibe y la sangre regresa a los pulmones. Esto conduce ante cualquier esfuerzo a falta de aliento, fatiga y las piernas hinchadas. La falta de aliento por insuficiencia cardíaca a menudo aumenta cuando se está acostado y mejora al sentarse. Este fenómeno ocurre cuando los fluidos se desplazan a causa de la gravedad provocada por el cambio de posición. A menudo es útil para hacer el diagnóstico de la insuficiencia cardíaca.

El tratamiento de la insuficiencia cardíaca ha evolucionado sustancialmente desde la época de William Withering. De hecho, se ha demostrado que gran parte del conocimiento convencional moderno que se enseña en las Facultades de Medicina es erróneo y exactamente el contrario al que se debe hacer con la insuficiencia cardíaca.

Por ejemplo, el dogma médico alguna vez sostuvo que los pacientes con insuficiencia cardíaca nunca deberían recibir medicamentos betabloqueantes, ya que se sabe que deprimen el bombeo del corazón. Sin embargo, resulta que también ayudan a los pacientes con insuficiencia cardíaca a vivir más tiempo.

Del mismo modo, ciertas clases de medicamentos se evitaron en el pasado debido a su impacto en el riñón y en los niveles de potasio. Una vez más, la lógica era absolutamente defectuosa, en realidad, estos medicamentos son claves para mejorar la supervivencia. Los inhibidores de la ECA y los bloqueadores de aldosterona que antes se evitaban totalmente ahora son tratamientos clave en estos pacientes.

Varios estudios nos han aportado información esencial para el tratamiento actual de la insuficiencia cardíaca. En 1992, el estudio SAVE del Doctor Eugene Braunwald (Harvard University), demostró el beneficio de los inhibidores de la ECA. Se sabía que la función cardíaca después de un ataque cardíaco era un importante predictor de muerte futura.

En estudios clínicos previos, se demostró que el inhibidor de la ECA (captopril) mejoraba la función cardíaca y sobre esa base se diseñó un estudio. Dentro de los 3 a 16 días posteriores al infarto de miocardio, 2.231 pacientes con fracción de eyección del 40 por ciento o menos, pero sin insuficiencia cardíaca manifiesta, recibieron aleatoriamente captopril (un inhibidor de la ECA) o placebo y fueron seguidos durante 42 meses.

Conclusiones: El estudio concluyó que en pacientes con función cardíaca reducida después del infarto de miocardio, el uso del captopril se asoció con una reducción de aproximadamente del 45 por ciento en la morbilidad y mortalidad debido a eventos cardiovasculares importantes. (Nueva Inglaterra Journal of Medicine 1992; 327)

En 1996, J. Cohn (Universidad de Columbia) demostró el beneficio de los betabloqueantes en el Estudio Carvedilol. El Grupo de Estudio de la Insuficiencia Cardíaca Carvedilol de Estados Unidos estudió el efecto del carvedilol en pacientes con insuficiencia cardíaca crónica. El efecto de los betabloqueantes en la supervivencia no se conocía en ese momento.

Este estudio evaluó a 1.094 pacientes con insuficiencia cardíaca crónica en un programa doble ciego controlado con placebo, en el que los pacientes fueron asignados a uno de los cuatro protocolos de tratamiento. Dentro de cada uno de los cuatro protocolos los pacientes con insuficiencia cardíaca leve, moderada o grave con fracciones de eyección del ventrículo izquierdo de menos de o igual a 35 por ciento, fueron asignados al azar para recibir placebo (398) o el bloqueador beta carvedilol (696).

El estudio encontró que: Carvedilol redujo el riesgo de muerte, así como el riesgo de hospitalización por causas cardiovasculares en aproximadamente un 30 por ciento frente a pacientes con insuficiencia cardíaca que reciben tratamientos estándar. (New England Journal of Medicine. 1996 May 23; 334 (21): 1349-55).

Finalmente, en 1999, el Estudio RALES de Pitt Bertram (University. De Michigan) demostró el beneficio de los bloqueadores de aldosterona. El Estudio de Evaluación de Aldactona Aleatoria (RALES) se organizó para explorar el papel de la terapia con espironolactona en pacientes con insuficiencia cardíaca.

Los pacientes con insuficiencia cardíaca funcional Clase II a IV según la New York Heart Association que recibían tratamiento estándar fueron asignados al azar para recibir placebo o espironolactona en dosis de 12.5, 25, 50 o 75 mg por día. Incluso con la dosis más baja de espironolactona, se observó una disminución significativa de la mortalidad. RALES fue un estudio doble ciego que investigo a 1.663 pacientes con insuficiencia cardíaca grave. Un total de 822 pacientes fueron asignados aleatoriamente para recibir espironolactona diariamente y 841 para recibir placebo. El ensayo se suspendió temprano después de un seguimiento medio de 24 meses porque se determinó que la espironolactona era efectiva para reducir la mortalidad. Hubiera sido poco ético continuar con el grupo placebo.

La reducción del 30 por ciento de la mortalidad entre los pacientes del grupo de espironolactona fue atribuida a un menor riesgo de muerte súbita cardíaca y de muerte por insuficiencia cardíaca progresiva. Los pacientes tratados con espironolactona tuvieron una menor tasa de hospitalización por empeoramiento de la insuficiencia cardíaca; también tuvieron una mejora significativa en los síntomas de insuficiencia cardíaca.

Quizás más que en cualquier otro campo de la Medicina, nuestro enfoque de la enfermedad cardíaca ha estado en constante evolución. Ha sido un proceso de aprendizaje en el que hemos convertido muchos factores de riesgo en nuevos métodos de tratamiento para la prevención de enfermedades.

Para la enfermedad cardíaca primero estaba la "Hipótesis de los Lípidos". Los lípidos altos estaban claramente relacionados con el riesgo cardiovascular en muchos estudios epidemiológicos (observacionales). Fue en 1994 con el estudio 4S (Scandinavian Simvastatin Survival Study) que demostró que el colesterol no solo era un factor de riesgo de enfermedad cardíaca, sino también un objetivo para la intervención y la prevención. Mantenía la promesa de evitar el ataque cardíaco y la muerte cardíaca.

El estudio 4S fue el primero en mostrar que el tratamiento a largo plazo con una estatina era seguro y efectivo para mejorar la supervivencia en pacientes con enfermedades cardíacas. Muchos estudios posteriores han demostrado los mismos beneficios.

Luego vino la "Hipótesis de la Norepinefrina". Los altos niveles de tono adrenérgico al principio solo se asociaron con un aumento de la disfunción cardíaca y la muerte. Solo más tarde se hizo evidente que el tono simpático excesivo era de hecho cardio-tóxico y la elevación de la presión arterial que causa solo acelera la descompensación cardíaca. El marcador de enfermedad cardíaca pronto se convirtió en el objetivo de la intervención médica con el uso de betabloqueantes para disminuir los niveles adrenérgicos. Nuevamente, el tratamiento preventivo fue la consecuencia de identificar un marcador que al principio solo se veía como un factor de riesgo.

Ahora tenemos lo que deberíamos llamar la "Hipótesis de la Fibrosis" con una relación clara con la progresión de la insuficiencia cardíaca y la fibrilación auricular cuando se produce la fibrosis. Entendemos las acciones de las citocinas inflamatorias que liberan los riñones en un estado de baja perfusión, como insuficiencia cardíaca o fibrilación auricular. Estas son las mismas citocinas inflamatorias, como el TNF y la IL-6, que funcionan en la artritis reumática, la psoriasis y la enfermedad de Crohn. Las claras asociaciones entre la progresión de la enfermedad y la fibrosis ofrecen también la promesa de nuevos tratamientos para la enfermedad cardíaca. Es notable que la fibrosis presente en los riñones puede interrumpirse con los inhibidores de la ECA y bloqueadores de aldosterona que son de beneficio comprobado en la insuficiencia cardíaca. Esta asociación no es una relación causal, pero podría convertirse en una oportunidad de prevención en el futuro. Se ajusta a un patrón usual de innovación médica.

CAPÍTULO 17

EL VALOR PARA CAMBIAR

La nota llegó por correo. Simplemente decía:

"Gracias por salvar la vida de mi marido".

Estaba perplejo. Fui a cada miembro del personal de mi consulta y les pregunté si sabían lo que significaba la nota. Se podría pensar que algo tan dramático como salvar una vida hubiera sido muy recordado.

Nadie tenía ni idea, por lo que sacamos la ficha del paciente y el caso lentamente volvió a mí.

El Sr. Smith era un paciente agradable, un hombre amable, de cara sonrosada. Admitió que disfrutaba de una buena copa y que tenía la rutina de llegar a casa todas las noches después del trabajo, tomarse un paquete de seis cervezas y, en los últimos años, tal vez los últimos 10 años, además, beber algunas copas de vodka. Estaba orgulloso del hecho de que podía aguantar el alcohol y difícilmente se emborrachaba con su consumo nocturno. Cuando vino a verme, parecía estar bien: un feliz hombre de familia de mediana edad. Admitió que no tenía su energía habitual, describió que sus tobillos estaban ligeramente hinchados y que sus pantalones ya no le servían. También había notado que recientemente le faltaba un poco el aliento. Le dije que haríamos un análisis de sangre para saber qué le estaba pasando.

Cuando lo examiné, me di cuenta de que las cosas eran un poco más serias de lo que parecían. Sus ojos tenían ictericia (una decoloración amarilla del área blanca del ojo), y el borde de su hígado se había movido unos dedos a la derecha por debajo de la caja torácica, lo que sugería un hígado demasiado grande. Un golpecito en su vientre creó una onda de líquido debajo de su piel causada por la ascitis, el término que los médicos usamos para el líquido dentro del abdomen. Al presionar sus espinillas con los dedos dejaban huellas, como las que haces en la masa.

Sospechaba lo que le estaba sucediendo, pero no quería alarmarlo sin más evidencias. Le dije que regresara cuando estuvieran listos los análisis de sangre y que revisaríamos los resultados.

Los resultados fueron mucho peores de lo que había supuesto. Sus enzimas hepáticas estaban muy altas por una hepatitis alcohólica. Su hígado había dejado de producir la albúmina y las proteínas de coagulación necesarias para su salud. Más importante aún, su nivel de amoníaco había aumentado dramáticamente a muchas veces más de lo normal. La mayoría de los pacientes con estos niveles estarían aturdidos o incluso en coma.

No podía explicar cómo estaba de pie allí hablando conmigo. Dijo que tenía sueño, tenía problemas para concentrarse y había estado olvidando las palabras.

Le pedí al Sr. Smith que se sentara y le dije que su hígado estaba fallando, probablemente por los muchos años de alcoholismo. En este punto, su insuficiencia hepática estaba demasiado avanzada y era probable que no tuviera mucho tiempo de vida. Cuando escuchó esto, respiró hondo, juntó las manos, movió ligeramente su cuerpo y miró al suelo.

Había más. Era muy poco probable que alguien le donara un nuevo hígado para un trasplante, ya que seguía bebiendo mucho. Le dije que debería poner sus asuntos en orden. Luego le describí lo que podía esperar para los próximos meses.

Sin albúmina para retener el líquido dentro de sus vasos sanguíneos, sus piernas y abdomen se hincharían hasta un punto en donde le sería difícil respirar. Sin las proteínas de coagulación producidas por el hígado, sangraría con el menor contacto y se magullaría fácilmente. Debido a la presión de su hígado fibrótico, podría sangrar internamente por las venas congestionadas y podría desarrollar infecciones en su abdomen.

Finalmente, sin los beneficios de la desintoxicación de amoníaco que debería de hacer el hígado, los niveles progresivamente altos de amoníaco le demenciarían Se encontraría cada vez más confundido, somnoliento y entraría en coma. Lo mejor que podía hacer era contárselo a su familia y prepararlos.

Escuchó atentamente estos terribles datos y luego preguntó: "¿Qué puedo hacer?"

Primero, tenía que dejar de beber. El hígado tiene cierta capacidad de regeneración, pero su hígado podría estar demasiado dañado. Incluso cuando le di esta pequeña esperanza, era consciente de que las probabilidades de que dejara de beber eran increíblemente bajas.

Lo que sucedió después fue completamente inesperado. Ese hombre regreso a casa junto su mujer y nunca tomó más alcohol. Su esposa podría creer que yo le salvé la vida a su marido, pero estoy seguro de que fue ella quien obró el milagro. Su amor hacia ella lo salvó. Encontró el coraje para hacer lo que parecía imposible. Dejó de beber alcohol por completo.

La siguiente ocasión en la que revisé sus enzimas hepáticas estaban a la mitad de los niveles que habían estado previamente. Después de unos meses, se volvieron normales al igual que su nivel de amoníaco. Su fatiga, hinchazón y pérdida de concentración habían desaparecido.

Todo eso sucedió porque él, apoyado por su mujer, tuvo la fuerza para romper su ritual de envenenamiento diario por alcohol.

Éste fue el resultado de la relación entre médico y paciente. Él me dijo la verdad, yo le dije la verdad, él confió en mí y seguimos adelante desde ese punto. Es fundamental. Los pacientes necesitan un médico de atención primaria en el que puedan confiar y a quien escuchen. Los médicos deben poder tomarse el tiempo para conocer a sus pacientes y generar esa confianza.

Si el Sr. Smith hubiera muerto lentamente de insuficiencia hepática, el precio para el sistema de salud sería de aproximadamente entre $ 300.000 y $ 500.000, sin mencionar el sufrimiento que él y su familia tendrían que soportar. El precio de decirle lo que necesitaba hacer para salvar su propia vida fue esencialmente cero.

CAPÍTULO 18

DERROTANDO A NUESTROS DEMONIOS

Fue un largo camino a Kentucky desde Jacksonville, Florida. Sin embargo, las pintorescas colinas de Alabama y Tennessee propiciaron un agradable viaje en coche.

Kathleen y yo habíamos comenzado nuestra excursión anual a Louisville. Durante varios años la habían invitado a participar en desfiles de sombreros antes de la carrera del Derby de Kentucky. Yo hacía de chófer en una gran furgoneta alquilada y hablábamos y escuchábamos audio libros durante horas.

Teníamos que llevar al menos 50 obras maestras de alta costura de sombrerería que Kathleen había creado para el mayor espectáculo del año. La primera semana de mayo Churchill Downs es la feria del sombrero más grande del mundo. Allí también había algunos caballos espectaculares.

Los sombreros de Kathleen han estado en todo el mundo. Conocieron a la Reina de Inglaterra, asistieron a una boda real española sobre la cabeza de un jefe de estado y protagonizaron películas de Hollywood. En 2006, uno de sus sombreros ganó el premio "Best of Derby". Ambos vivimos todo esto indirectamente a través de las aventuras y experiencias de sus hermosas creaciones.

La atención a los detalles más pequeños era la seña de identidad de todo lo que hacía Kathleen. En las clases de Anatomía Humana, hace tantos años, era su fuerza secreta. Los detalles en sus sombreros eran como las puntadas precisas de un cirujano plástico. Kathleen se había beneficiado, en muchos aspectos de su vida, de su naturaleza obsesiva.

Ahora, la misma fascinación con el más mínimo detalle de una flor o una cinta hizo que su trabajo en sombrerería fuera insuperable. Como testigo de los productos de sombrerería de todo el mundo, puedo decir que su trabajo rara vez fue igualado y nunca superado. Sí, puedo ser un poco parcial.

Sin embargo, una mirada cercana a sus métodos de trabajo también daba una pista de quién era ella y qué le estaba sucediendo emocionalmente. Kathleen insistió en que incluyera este capítulo sobre sus luchas por qué ella quiere que otras personas sepan que es bueno enfrentarse a nuestros miedos.

Su antiguo aliado y su fortaleza, una demanda obsesiva de perfeccionismo en todo, finalmente la traicionó. La misma naturaleza obsesiva que hizo que sus sombreros fueran tan perfectos también la llevó a la frustración, la incesante preocupación y la depresión profunda.

Cuando todo importa tanto, todo se vuelve angustioso. No deberíamos llamar a esto enfermedad mental, sino más bien una disposición mental, la forma en que abordamos la vida, optimista, pesimista, obsesiva, esperanzada, temerosa, etc.

Todo nos quedó claro cuando un día Kathleen se sentó a la mesa del comedor. El hermoso sombrero rojo en el que había estado trabajando durante las últimas dos semanas descansaba entre sus manos. Era una increíble perfección de color, textura y estilo. El Derby estaba solo a unos a días de celebrarse y ella trabajó para alcanzar su fecha límite, consiguió superar el primer plazo de envío y ahora se acercaba la última fecha límite de envio urgente 24 horas. Las lágrimas corrían por sus mejillas.

Pregunté qué pasaba. Le pregunté por qué no podía soltar el sombrero. Ella me miró horrorizada y respondió que yo no lo podía entender. Estaba arrancando las precisas y delicadas puntadas hechas a mano que eran las más precisas que había visto en mi vida, y estaba enfurecida porque tenía que comenzar de nuevo.

Le supliqué diciéndole que en el Derby cualquier sombrero era mejor que ningún sombrero. Su clienta estaría muy decepcionada. Lloró y sostuvo el sombrero contra su pecho y se negó a hablar. Lloró por horas. El plazo llegó y se pasó.

Por primera vez, Kathleen había quedado paralizada más allá de toda razón, todo pensamiento racional. En sus ojos pude ver miedo, rabia y desesperanza.

Pronto, y afortunadamente, Kathleen reconoció que tenía que actuar, que siempre es el primer y más difícil paso. Con demasiada frecuencia, una enfermedad no es el mayor problema. Es nuestra tendencia a negar que la una enfermedad o problema exista y no tratarla adecuadamente. Nos arremangamos y nos pusimos a trabajar. Comenzó sesiones con un consejero, luego comenzó con medicamentos. En poco tiempo, pudo ver los buenos resultados positivos en sí misma.

Todos deberíamos ser tan valientes como Kathleen para derrotar a nuestros demonios. Reconocerlos, poseerlos y recuperar tu vida es la clave. Kathleen les dice a todos con los que se encuentra lo "loca" que había estado. Esto le permite hablar abiertamente de su historia en sus conferencias sobre sombrerería y con cualquier persona que sienta que está sufriendo.

La Psiquiatría es consciente de los problemas a los que se enfrenta. Simplemente no hay pruebas objetivas para confirmar los diversos diagnósticos. Nada como la radiografía de tórax para la neumonía o un electrocardiograma para los ataques cardíacos.

Los diversos diagnósticos psiquiátricos dependen de patrones sintomáticos y del contexto en donde ocurren. Las lágrimas descontroladas pueden ser absolutamente normales en el contexto correcto y bastante anormales en otro. ¿Es el duelo una enfermedad o una reacción natural a los acontecimientos? ¿La tristeza o la preocupación del paciente es apropiada para una situación o va más allá de los limites normales? Estos son los problemas que los psiquiatras deben sopesar, y su juicio y experiencia juegan un papel importante en sus tratamientos.

Las personas a menudo consideran que la Psiquiatría es como una rama menos seria de la medicina, pero es una práctica esencial que puede salvar a una persona de sus tormentos. De hecho, los psiquiatras podrían salvar más vidas que muchos otros médicos.

A lo largo de la historia, los problemas mentales fueron vistos como el resultado de rasgos inmorales o malvados. Hoy, no pensamos en esos términos. Más bien recurrimos a la ciencia para explicarlos. Cuando las personas se comportan de manera autodestructiva, ahora analizamos por qué surgen estos comportamientos. Si la mayoría de la gente quiere ser feliz, ¿por qué hay tanto dolor, ira y desesperación? Gran parte de esto puede atribuirse a nuestra disposición mental e incluso a enfermedades mentales no reconocidas. El papel del médico incluye la capacidad de ver estos problemas y guiar al paciente hacia una vida mejor.

Me vienen a la mente las palabras de Yoda, la pequeña y sabia criatura de las películas de la Guerra de las Galaxias. Advierte: "El miedo conduce a la ira y la ira conduce al lado oscuro". El lado oscuro a menudo es el sufrimiento emocional e incluso la enfermedad mental.

Gran parte de nuestro miedo, ira y desesperación no es racional, sino profundamente emocional. Los instintos y miedos humanos comunes están asociados con un área recóndita de nuestro cerebro primitivo, conocida como la amígdala. Esta área está detrás de nuestra mente consciente.

La amígdala trabaja en estas disposiciones mentales fundamentales. Es la sensación de fatalidad y desesperanza que todos hemos sentido en alguna ocasión. Hace que el cabello en la parte posterior de nuestro cuello se erice cuando escuchamos un sonido espeluznante o cuando entramos en una habitación oscura. Nuestra mente consciente puede tratar de suprimirlos, pero estas emociones y reacciones son el resultado de una mente más primitiva que vive dentro de nosotros.

Este miedo irracional es el objetivo de una nueva clase de medicamentos que reducen los aportes neurológicos a la amígdala para ayudar a controlar los síntomas. Los medicamentos populares como Prozac revolucionaron el tratamiento de la depresión en la década de 1990.

Sin embargo, los medicamentos no son los únicos tratamientos disponibles. A ellos se le han unido nuevos procedimientos, como la estimulación magnética cerebral y la antigua pero mejorada terapia de electroshock.

Además, por primera vez en 30 años, hay nuevas clases de medicamentos para tratar la depresión y los trastornos del estado de ánimo. Esto incluye la ketamina, que es efectiva hasta en un 90 por ciento de los pacientes con Depresión Crónica y Refractaria. Incluso se ha descubierto que la psilocibina de los hongos alucinógenos libera a las personas de las cadenas de las enfermedades mentales. Se utilizan para restablecer el equilibrio en el cuerpo y la perspectiva en la mente. Nuevas terapias están en el horizonte con nuevos conceptos sobre cómo ayudar a los pacientes. El campo está en un punto de inflexión con nuevos medicamentos y técnicas que en las próximas décadas revolucionarán la atención psiquiátrica.

Existe una gran necesidad de mejorar la atención psiquiátrica. En lugar de recibir tratamiento, nuestras cárceles y refugios para personas sin hogar están llenos de aquellos que la sociedad ha olvidado. Han sido víctimas de creencias anticuadas y cínicas sobre la enfermedad mental. Aquellos que padecen enfermedades mentales son juzgados cuando lo que necesitan es visión y apoyo. Las leyes bien intencionadas hechas para proteger los derechos civiles han sido perjudiciales para los necesitados. El cambio se necesita desesperadamente.

La enfermedad mental tiene un coste asombroso de miles de vidas que tenían el potencial de contribuir a la sociedad y hacer grandes cosas. La sociedad necesita recuperar la confianza en la profesión médica para poder ayudar a estas personas vulnerables. Las leyes que los protegen del cuidado de la salud mental están fuera de lugar. No es un "derecho civil" estar mentalmente enfermo o delirante, y es lamentable que nuestras leyes actuales lo hagan así. Con demasiada frecuencia, se presenta a los médicos como algo de lo que se debe de proteger a los enfermos mentales. Tales conceptos son para Hollywood, y el daño de estas caracterizaciones se puede ver todos los días en las personas sin hogar de nuestras calles.

La confianza es el ingrediente más importante que se necesita para encontrar soluciones significativas para nuestra crisis de salud mental.

CAPÍTULO 19

EL LOBO

Un lobo está al acecho en nuestras ciudades, pequeños pueblos y barrios; se mueve en silencio y devora a su presa. Solo cuando es demasiado tarde nos damos cuenta de que ha estado allí todo el tiempo. Jóvenes, familias y comunidades enteras están siendo devastadas. Está en las noticias casi todas las noches: los opioides y cómo matan.

¿Cómo se convirtió la heroína en un juguete y los opioides tan comunes como el chicle?

A medida que el número de muertos aumentó a decenas de miles, comenzamos a responder entregando kits de Narcan (kit de rescate de naloxona) para contrarrestar las drogas. Las escuelas comenzaron a dar charlas a los niños sobre cómo rociarlo en las narices de los adictos inconscientes que apenas respiran.

¿Cómo dejamos que esto nos suceda, una y otra vez?

El opio y sus derivados han estado destruyendo comunidades durante miles de años. Ya en escritos del año 3.400 a.c., los antiguos sumerios se referían al opio como la "planta feliz".

La adormidera es la fuente de este flagelo. Cultivar la planta y procesar la goma que produce el opio, heroína, morfina y otros opioides es fácil. El abastecimiento de la creciente demanda de estos productos ha hecho que el cultivo de la adormidera sea un pilar económico en India, Pakistán y Afganistán.

En la década de 1800, la British East India Company envió opio desde su colonia india a China. El comercio creció porque era inmensamente rentable para los británicos. A medida que crecieron las adicciones en China, la droga comenzó a destrozar la antigua sociedad china y los trastornos que esto causó amenazaron al gobierno imperial. En 1839, el Emperador chino ordenó la prohibición del comercio y confiscó 1.400 toneladas de opio.

Los británicos tomaron represalias destruyendo

este bloqueo, que estaba destinado a detener las importaciones de opio. También enviaron una fuerza expedicionaria militar para enfrentarse al Emperador, comenzando las Guerras del Opio. La abrumadora fuerza militar británica obligó a los chinos a hacer concesiones, incluida la continuación de las importaciones de opio y en 1842, la cesión de la isla de Hong Kong a Gran Bretaña, que fue el comienzo de esa gran ciudad internacional.

En tiempos más recientes, el opio se ha utilizado para financiar guerras de insurgencia y terrorismo. Ahora, es la fuente de la epidemia de opioides que está matando a los estadounidenses todos los días.

Todo esto es un testimonio notable del poder destructivo y el alcance internacional de esa bonita y pequeña flor. Su historial letal debería haber dado pistas para nuestras políticas en relación a los medicamentos narcóticos.

Desafortunadamente, hace varios años, las agencias de atención médica y los hospitales declararon una "guerra contra el dolor", con mantras como: "El dolor es el quinto signo vital que se mide de forma rutinaria, al igual que la presión arterial, la frecuencia cardíaca, la temperatura y la respiración".

Se atacó a los médicos por descuidar el dolor, se exigieron cambios, se obligó a las enfermeras a despertar a los pacientes dormidos para que pudieran informar sobre el dolor. Las enfermeras administraban las drogas y completaban la documentación necesaria.

Todos conocemos las escalas del dolor de esos informes: en un extremo caras sonrientes (sin dolor) cambiando a caras fruncidas (mucho dolor) en el otro extremo. Con el pretexto de ser una "Medida de calidad", se obligó a los médicos a medicar cada queja. Los pacientes también comenzaron a esperar no sentir dolor en ninguna situación.

El programa funcionó demasiado bien y la ley de consecuencias no deseadas comenzó a pasar factura. Las recetas de analgésicos-narcóticos se dispararon, a menudo más allá de cualquier necesidad médica legítima. Pronto la epidemia de opioides estalló en nuestras vidas. Las muertes por sobredosis de narcóticos se han cuadruplicado. Es una tragedia diaria.

No sé si la frágil mujer de 23 años que estaba sentada en mi oficina y padecía adicción a los opioides conocía esa larga historia de tragedia y muerte. Ella compartió esa historia, al igual que cientos de miles de otras víctimas. Al final, su historia, afortunadamente, es una historia de fortaleza y valentía.

Ella había crecido cerca de una gran ciudad del noreste. Viviendo de joven una turbulenta vida, había buscado refugio para su sufrimiento en el alcohol y las drogas. Después de aislarse de su familia y amigos, cayó en un horrible pozo de desesperación. Incapaz de trabajar o incluso de funcionar, se encontró sin hogar, sin dinero, sin amigos y sin esperanza. Solo cuando estuvo segura de que perecería busco ayuda.

Ante la realidad de su situación, comenzó a actuar. Encontró un centro de rehabilitación y la gente de allí hizo un trabajo notable. Hicieron la obra de Dios, la ayudaron a construir una nueva vida, todos y todo de su vida anterior quedo atrás. Ella renació, en un sentido muy real, con un profundo conocimiento de lo valioso que es estar sano, cuerdo y vivo. Ella conocía demasiado bien la vida opuesta.

Sus ojos estaban llenos de alegría, había superado la profunda tristeza que había visto. Su amplia y generosa sonrisa no daba pistas de las dificultades que había sufrido. A pesar del calor del verano, las cicatrices de años del uso de drogas intravenosas que subían por ambos brazos estaban discretamente escondidas debajo de sus mangas largas.

Sus pequeñas manos sostuvieron las mías en genuina gratitud cuando salió de mi consulta. Ella es un ejemplo de que siempre es posible un nuevo comienzo. Muchas adicciones comienzan con las recetas necesarias para el dolor. Pero, mucho después de que termine su propósito vital original, su uso se convierte en una parte abrumadora en la vida de una persona.

Además del dolor, la sensación de desesperanza y la búsqueda desesperada de alivio a menudo son las causas de la adicción a los opioides. Una aguja o una píldora alivia el dolor emocional, al menos por un tiempo, pero el resultado con demasiada frecuencia es adicción, sobredosis y muerte.

Como nación, debemos hacer algo más que tratar las sobredosis cuando ocurren. Debemos encontrar formas y medios para identificar a las personas en riesgo y ayudarlas.

Debemos monitorizar cuidadosamente a los pacientes quirúrgicos para saber cuándo es el momento de terminar con los medicamentos para el dolor. No debemos permitir que los adictos pasen de un médico a otro en busca de drogas. Y debemos ser mucho mejores para controlar la propagación de los opioides fuera de su uso previsto, incluido el control de médicos deshonestos que recetan opioides en grandes cantidades más allá de cualquier necesidad razonable.

En este caso y tal y como ocurre con otras enfermedades, la diferencia reside en un sistema de salud humano basado en la relación entre médicos y pacientes, el diagnóstico y el tratamiento precoz.

CAPÍTULO 20

EL FUEGO INTERIOR

En 1949, Linus Pauling cambió los fundamentos de nuestra comprensión de las enfermedades humanas con su artículo "Anemia de Células Falciformes, una enfermedad molecular", publicado en la revista Science. En este artículo, se describe la Anemia de Células Falciformes que fue la primera enfermedad humana descubierta causada por una mutación genética específica.

La anomalía genética era la mutación de un solo nucleótido de A por T en la cadena de ADN que codificaba la hemoglobina. Esto sería similar a un error tipográfico en una sola letra dentro de una palabra de una gran enciclopedia. Descubrió que este pequeñísimo cambio genético provocaba una anormal estructura de la hemoglobina que inducía la formación de glóbulos rojos falciformes. La proteína de la hemoglobina es vital para transportar oxígeno y la forma anormal en forma de hoz o media luna que toman los glóbulos rojos afectados bloquea el flujo sanguíneo normal. Esto reduce el suministro de oxígeno a los tejidos y provoca dolor intenso en aquellos pacientes afectados por la Anemia de Células Falciformes.

El descubrimiento de la base genética de la enfermedad fue solo una de las varias contribuciones que hizo a la ciencia. Linus Pauling es considerado como una de las mentes más grandes del siglo XX y sigue siendo la única persona que ha recibido dos premios Noble no compartidos en diferentes campos. Su primer premio Nobel fue por la naturaleza del enlace químico que define la química general hasta el día de hoy. Como químico, aportó ideas únicas en el campo de la medicina.

El Dr. Pauling consideraba el cuerpo humano como una colección de reacciones químicas simples. Se dio cuenta de que a nivel molecular oxidamos el carbono de nuestras comidas usando el oxígeno que respiramos a través de nuestros pulmones. Los alimentos que comemos son la fuente de nuestro propio calor y la energía química necesaria para la vida. Esto es muy similar a la forma en que el carbono dentro de un tronco en la chimenea se oxida, ya que se quema usando el oxígeno del aire para liberar la energía en forma de calor y luz. La reacción se puede ver fácilmente usando un fuelle para proporcionar más oxígeno, lo que hace que la combustión sea más rápida y más calorífica. Pero si se desea que el fuego dure más tiempo, se debe hacer lo contrario y limitar el proceso oxidativo. Un antioxidante hace exactamente eso, ralentiza la oxidación.

Este conocimiento de la química llevó al Dr. Pauling a ser el primero en identificar los beneficios potenciales del poderoso antioxidante natural: la vitamina C (ácido L-ascórbico). Incluso en niveles muy pequeños, la vitamina C protege la oxidación de las moléculas en el cuerpo. Este proceso oxidativo dentro de nuestros cuerpos conduce a la degradación de nuestras células.

El Dr. Pauling teorizó que podría usar la vitamina C para ayudar a moderar el proceso oxidativo y prevenir el daño celular. Él creía que esto podría derivar en una vida más larga y saludable. Argumentó que la vitamina C podría usarse para prevenir o tratar casi cualquier enfermedad, incluido el resfriado común y el cáncer. Promovió la ingesta de vitamina C para este propósito y fue ridiculizado por esas ideas.

Hoy, la vitamina C es noticia por una razón diferente pero posiblemente relacionada.

El shock séptico es una causa importante de muerte en todo el mundo. La tasa de mortalidad de los pacientes diagnosticados con shock séptico (sepsis) es aproximadamente del 50% a pesar de todas las intervenciones modernas. Se han gastado miles de millones de dólares en busca de un tratamiento efectivo. Sin embargo, el shock séptico ha demostrado ser muy difícil de tratar. Millones se ven afectados y hasta 250 00 estadounidenses mueren de sepsis cada año.

En la sepsis, el cuerpo reacciona de forma exagerada a una infección bacteriana con inflamación en todo el cuerpo, disfunción endotelial, fallo orgánico múltiple y en ocasiones la muerte. El metabolismo séptico produce un estrés oxidativo muy alto en el paciente que se desata como un incendio fuera de control.

En 2014, un pequeño estudio realizado por el

Dr. Berry Fowler de la Virginia Commonwealth University sugirió que la vitamina C podría ser una terapia efectiva. Desde entonces, un estudio de seguimiento más amplio realizado por Fowler con 167 pacientes ha mostrado una reducción de la mortalidad sin ningún efecto secundario. El estudio demostró que la muerte por sepsis disminuyó del 46% al 30% en aquellos que recibieron vitamina C por vía intravenosa. Sin embargo, debido al diseño del estudio, estos resultados aún no son ampliamente aceptados. Estadísticamente, los resultados podrían deberse al azar. Por ejemplo, incluso un reloj roto muestra la hora correcta dos veces al día. Se están realizando más estudios para confirmar los beneficios potenciales de la vitamina C para salvar la vida en la sepsis.

A pesar de los problemas estadísticos, ya se está utilizando una variación de la terapia con vitamina C en las UCI en todo el país. El intensivista Dr. Paul Malik, de la Escuela de Medicina del Este de Virginia en Norfolk, ha popularizado el uso del "Protocolo Malik" en pacientes con Sepsis. Implica el uso de vitamina C intravenosa, así como tiamina y esteroides a dosis de estrés.

Si bien no entendemos por qué la vitamina C es beneficiosa en el tratamiento de la sepsis, es importante en una multitud de procesos fisiológicos. De hecho, la variedad de sistemas que involucran vitamina C podría ser la razón por la cual es difícil identificar a un solo culpable en el avance de la sepsis.

Si bien Linus Pauling podría haber sido demasiado entusiasta con respecto al alcance de los beneficios de la vitamina C, sus conceptos aún pueden resultar valiosos. Sería irónico si las ideas por las que fue rotundamente ridiculizado resultaran la salvación para millones de personas afectadas por la Sepsis.

PARTE SEGUNDA

UNA VISIÓN MÁS BRILLANTE DE LA SALUD:

CALIDAD SOBRE CANTIDAD

CAPÍTULO 21

QUÉ PASÓ CON LA ATENCION MEDICA

La buena Medicina es como el suave beso de una madre en la frente de un bebe. Está llena de la certeza de un futuro incierto, la amabilidad de la intención y la sabiduría para guiar gentil y fielmente la vida de otro. La prisa moderna por reemplazar esto con hordas de autómatas corporativos hacen perder el objetivo. En la Medicina no se trata de marcar casillas o completar listas; se trata de cuidar y guiar a otro ser humano.

La solución a nuestro actual dilema no se encontrará en el miedo que nos lleva a una atención centralizada o controlada por el gobierno. Ese camino solo conduce a una mediocridad racionada, irreflexiva, estancada y despiadada.

Si los médicos ceden la asistencia médica a políticos, burócratas, ejecutivos de hospitales, contables y autoproclamados expertos en salud, estamos perdidos. Creo que la atención médica siempre debe ser guiada por los médicos y sus experiencias y perspicacia.

A pesar de todos los problemas actuales de la atención médica, soy cautelosamente optimista; este optimismo se basa en las lecciones del pasado: en todas las épocas, finalmente se abordan los grandes retos.

A continuación, incluyo un extracto una entrevista que me hicieron en un periódico local, en la que analicé los cambios que he visto en la medicina y apunté una visión para el futuro.

"The Florida Times-Union Editorial Board", Entrevista 14 de agosto de 2017

Eduardo Balbona sirvió como oficial naval y médico en el Capitolio de los Estados Unidos, brindando atención médica a miembros del Congreso y la Corte Suprema. Balbona fue entrevistado sobre el estado de la salud por el Consejo Editorial del periódico.

CÓMO HA CAMBIADO LA MEDICINA

Las HMO (1) cobraron importancia en la década de 1990. Las grandes compañías de seguros se dieron cuenta de que no pagarían ni un centavo más que el precio más bajo. Esto inició la carrera hacia el fondo del pozo y ejerció mucha presión sobre el modo de actuar de los médicos.

En ciertos modelos, el cuidado de alta cantidad y poca interacción se convirtió en la norma. Probablemente podría ser adecuado si solo se tratase de mocos o raspaduras de rodillas, eso es todo lo que la gente necesitaría o querría.

En otras situaciones, ha degradado la calidad, la comprensión y la consideración del cuidado médico.

(1) Health Maintenance Organization –HMO, (Organización para el Mantenimiento de la Salud por su nombre y siglas en inglés) es un tipo de plan de seguro médico que brinda cuidados a sus miembros a través de una red de médicos, hospitales y otros proveedores.

Otra tendencia es la imposición de la tecnología. Debes dedicar una gran proporción de tiempo a atender las demandas del gobierno o de las compañías de seguros documentando lo que se está haciendo. Nadie confía en el médico para atender al paciente, y como resultado, actualmente los médicos tienen que pasar menos tiempo atendiendo al paciente.

Como internista, trato con pacientes que tienen problemas complejos. En mi práctica, estoy tratando de hacer lo correcto, lo ético. Lo correcto es proporcionar un nivel de atención del que uno pueda estar orgulloso y que me permita mantener a mi familia y la infraestructura física que la practica requiere.

Podemos comprometer la atención, o podemos encontrar nuevas formas de apoyar la atención. Al menos en mi práctica, he tenido que encontrar nuevas formas de apoyar la medicina interna tradicional.

TIEMPO CON PACIENTES

Veo de 15 a 20 pacientes por día, una fracción de los que ven otros médicos de atención primaria. Algunos pueden decir que eres un perezoso vago, pero solo quiero conocer a mis pacientes.

Siempre intentamos dar respuesta a las necesidades de todos nuestros pacientes; en el caso de un paciente que es un empresario internacional que viene a la ciudad y no quiere esperar nos adaptamos a él.

RELACIONES PACIENTE-MÉDICO

La medicina se trata de relaciones, confianza y cariño. Puede ser difícil establecer relaciones cercanas en las agitadas salas de exploración de hoy en día, pero es importante que esto ocurra. Algunos de mis mejores amigos son mis pacientes. Algunas de mis conversaciones más íntimas son en la sala de exploración. Eso te da satisfacción, es por eso que soy médico, por qué todo esto importa.

QUE DEBE CAMBIARSE

Desearía que alguien, cualquiera, confiara en mí. Lo digo en serio. Recibo innumerables cartas de compañías de seguros cuestionando cada paso, cada decisión, cada receta.

Es solo una andanada de trivialidades, una gran pérdida de tiempo que no tiene sentido.

También debemos abordar el alto coste de los medicamentos recetados. Contribuyen significativamente al coste de la atención médica en este país. Simplemente permitir su importación desde Canadá y otros lugares podría reducir drásticamente los costes. Big Pharma (el top ten de las farmacéuticas) lo ha bloqueado políticamente.

La medicina está en un estado de coacción y transición. Es difícil tener mucha simpatía por los médicos, pero debemos atender al problema porque en algún momento de tu vida necesitarás un médico.

Deseas que tu médico no esté fatigado, agotado y desencantado.

Tú quieres que sean compasivos, cariñosos y comprometidos con su vocación.

CAPÍTULO 22

CUIDA EL TIEMPO

Después de mi formación médica en el Hospital Naval de Bethesda, me destinaron a la Oficina del Médico Asistente (OAP) en Washington, D.C. Era un destino militar con una misión única: atender a nuestros altos cargos gubernamentales electos. Iba a significar largas horas y sacrificios, pero fue un honor servir allí.

Cada mañana, cuando llegaba al Capitolio, todavía era el crepúsculo. Caminaba desde el parking subterráneo hasta nuestra oficina debajo del Capitol Dome (edificio de la cúpula del Capitolio). El eco de mis pasos retumbaba mientras caminaba por sus históricos corredores. Un guardia levantaba la vista para ver mi rostro familiar y autorizarme el paso.

A esa hora, era mi palacio particular, con solo las estatuas a lo largo de los pasillos como compañía.

La OAP estaba directamente debajo del Capitol

Dome, en un territorio neutral entre el Senado y la Cámara de Representantes. El pequeño equipo de oficiales navales, miembros del cuerpo y médicos, eran los responsables de proporcionar atención médica a todos los miembros del Congreso y la Corte Suprema, así como a todos los visitantes en los terrenos del Capitolio. Nuestra misión era muy clara: proteger la salud de estas personas, punto.

Dentro del Capitol Dome, había muy pocos obstáculos para tomar decisiones médicas: las molestias burocráticas que se han vuelto tan comunes en la mayoría de las prácticas médicas modernas. No había hordas de administradores, empleados de compañías de seguros, reguladores gubernamentales y vigilantes de hospitales, que solo existen para restringir la atención y exigen autorización previa y certificación previa para casi cualquier procedimiento médico.

Nuestro líder en la OAP era un almirante de dos estrellas que también era médico. Al principio de mi destino, él entró en la oficina y dijo que debíamos tomarnos tiempo para saber todo lo que podamos de nuestros pacientes para brindarles la mejor atención posible. No nos estaba dando permiso para perder tiempo o dinero. Todo tenía que tener un propósito médico claro basado en el conocimiento y la experiencia. Pero él nos estaba dando permiso para atender primero a nuestros pacientes.

Para mí, fue el inicio de una forma diferente de pensar sobre la medicina: comenzando con un profundo aprecio por construir una relación sólida entre el paciente y el médico, lo que conduce a la comprensión y confianza mutua, y por lo tanto brindar la mejor oportunidad para la detección y tratamiento temprano de la enfermedad. Esa es la clave de la buena salud.

Después de algunos años de práctica por mi cuenta, aprecié aún más las lecciones aprendidas. Un hospital local me pidió que los ayudara a establecer su programa físico ejecutivo, este programa incluyó un chequeo exhaustivo a menudo reservado para altos ejecutivos corporativos y similares.

El tiempo con los pacientes es un factor crítico en estos programas. Lleva tiempo conocer a los pacientes, comprender realmente su historia, evaluar sus riesgos de una manera sofisticada y planificar la construcción de una vida saludable.

Los datos y los diagnósticos son los siguientes: Toda la información relevante se recopila y la información se organiza en un informe de bienestar y, finalmente, en un plan de acción.

Solo un puñado de patologías causan la mayor parte del sufrimiento y la enfermedad en nuestra sociedad: ataques cardíacos, derrames cerebrales y cánceres de pulmón, colon, mama y próstata. Sin restricciones intrusivas de tiempo, diagnóstico y planificación, estas enfermedades pueden evaluarse y establecerse un plan de prevención, a menudo a un coste menor que el tratamiento posterior, cuando aparecen los síntomas.

Este enfoque también lleva al paciente al proceso de mantenimiento de la salud. Los pacientes entienden qué se está haciendo y por qué, cuáles son sus riesgos y qué tratamiento y cambios en el estilo de vida protegen mejor su salud. Elimina el misterio de la medicina y les da a los pacientes un papel central en la protección de su propia salud.

Este trabajo no se puede hacer en los 10 o 15 minutos que la mayoría de los pacientes pasan con un médico. Sin embargo, esta cantidad limitada de tiempo entre el médico y el paciente es ahora común. No es una ilusión creer que podemos cambiar ese enfoque. Y este nuevo pensamiento no es solo para los ricos y privilegiados.

En Medicina, el tiempo bien empleado puede ahorrar dinero, no lo desperdicia; prevenir la enfermedad es menos costoso que tratarla. En casi todos los procesos de la enfermedad, siempre es menos costoso tratarlo cuando se detecta temprano, antes de que aparezcan los síntomas.

La desafortunada realidad es que las personas a menudo no van más allá de lo permitido por sus pólizas de seguro. Demasiados pacientes obedecen y las aseguradoras solo respaldan el mínimo de atención preventiva.

¿Cuántas veces en la historia de la Medicina las ideas y enfoques de atención establecidos desde hace mucho tiempo han parado nuevas ideas que mejoran la salud? Las demandas de eficiencias falsas, atención tardía, atención fragmentada y atención repetitiva son las barreras para una atención médica efectiva en la actualidad.

CAPÍTULO 23

PIXELES, NO PACIENTES

En el sistema de salud actual, la eficiencia se ha convertido en el rey y los pacientes y médicos son sus víctimas.

Un matrimonio casada vino a mi consulta recientemente, rebotados de una clínica médica altamente eficiente. El médico que vieron en su primera visita, un residente, era profesional, ansioso por ayudar y obediente. La siguiente vez que fueron a la clínica, vieron a un residente diferente. Y la siguiente, otro más.

Eso fue demasiado. No volvieron más.

No importa cuán calificado haya sido cada uno de esos médicos, vieron a la pareja como simples datos en la pantalla de un ordenador: píxeles, no personas.

Este sistema clínico rotativo da como resultado la pérdida de la continuidad de la atención. Los pacientes tienen que comenzar de nuevo en cada visita, lo cual es frustrante. Para los médicos, es esencialmente un trabajo por turnos, sin responsabilidad en la atención del paciente.

No hace mucho tiempo, los médicos atendían de 15 a 20 pacientes por día. Si un médico atendía a más pacientes, podía ser acusado de no ser minucioso, abreviar la atención o de no establecer buenas relaciones con los pacientes. Había continuidad, conocimiento y confianza.

Ahora, en muchos lugares, los médicos atienden a 40/60 pacientes por día. Si un médico ve menos, puede ser acusado de no ser eficiente, rentable o productivo. Hay poca o ninguna relación personal con el paciente.

Esta tendencia deshumanizante no solo aleja a los pacientes sino que los médicos también están hartos. Todos los días, médicos y enfermeras altamente cualificados abandonan la profesión médica frustrados.

La mayoría de las personas son demasiado jóvenes para recordar cuando gran parte de los hospitales eran sin ánimo de lucro y funcionaban como organizaciones benéficas en beneficio de la comunidad a la que servían. Sin embargo, esto cambió con el auge de las compañías de atención médica con fines lucrativos basadas en Wall Street. Para reducir los costes, las grandes aseguradoras exigieron descuentos cada vez más grandes a los hospitales y médicos.

La única opción para los hospitales fue unirse a grandes entidades corporativas y a grandes cadenas hospitalarias para recuperar el poder de negociación con las aseguradoras. Estas decisiones comerciales cambiaron el enfoque principal del hospital.

Pronto, los intereses principales de los pacientes y los valores profesionales de los médicos se perdieron en la batalla entre las grandes cadenas hospitalarias y las grandes instituciones con ánimo de lucro que se estaban apoderando de la atención médica.

Bajo la apariencia de una gestión de calidad, la Medicina se ha reducido al uso de recetas de atención que despojan la humanidad de los pacientes y la creatividad y la perspicacia de los médicos. Nos queda un sistema burocrático hinchado y excesivamente costoso que solo sirve a las corporaciones que lo crearon.

En mis primeros años como médico, fui testigo del surgimiento de la Organización de Mantenimiento de la Salud (HMO). A medida que los costes de atención médica aumentaban rápidamente, la necesidad de controlar y reducir los costes se volvió desesperada. La solución en la década de 1990 fue un sistema de "guardianes" para frenar los costes. Motivados financieramente, los médicos se reconvirtieron para dar a los pacientes solo los aspectos básicos de la atención que necesitaban, no todo lo que requerían. Eso parecía sensato, y el papel de guardián se hizo popular.

Con el paso del tiempo, muchos médicos comenzaron a cuestionar su papel como guardianes cuando les exigían negar recursos a los pacientes cuando otros médicos pensaban que esos recursos eran, de hecho, necesarios y prudentes.

Las listas de reglas y criterios crecieron más cada año. A los intereses financieros de las HMO les interesaba racionar cada vez más la atención y no corrían ningún riesgo al hacerlo.

Para los médicos, este proceso negó el uso total de su capacitación y experiencia médica y apestaba a Medicina de "manual de instrucciones" mecánica y sin corazón. El sistema redujo los costes de atención para las aseguradoras, pero no necesariamente para el paciente. De hecho, estos ahorros fueron beneficios enviados directamente a los inversores de Wall Street.

Estábamos abandonando la primera regla de un médico,

"No pierdas de vista a tu paciente".

CAPÍTULO 24

ARREGLANDO LA SALUD

Probablemente las primeras palabras que escuchan los estudiantes de Medicina son: "Primero, no hagas daño". Es la base de la atención de todo médico cada día en su práctica. Sin embargo, estas palabras son olvidadas por nuestros políticos y las organizaciones de atención médica. Están desprovistos de valores, ya que deshumanizan sin cesar la asistencia sanitaria.

El apartado D de Medicare (programa de cobertura de Seguridad Social administrado por el gobierno de los Estados Unidos) prohíbe que Medicare negocie con compañías farmacéuticas para obtener mejores precios. Esta regulación se ha pervertido hasta el punto de que los nuevos medicamentos tienen el precio más alto imaginable ya que Medicare debe pagar el precio de venta al público completo.

Los pacientes con seguro médico comercial a menudo no lo notan ni se quejan, ya que reciben descuentos que hacen que los medicamentos sean prácticamente gratuitos. Pero Medicare los paga, por tanto, los contribuyentes los pagan. Los pacientes sin seguro o con seguro insuficiente no tienen más remedio que pagar precios escandalosos o no poder pagarlos y por tanto no tienen acceso a los medicamentos más novedosos. No importa que estos medicamentos a menudo se desarrollen con subvenciones federales de apoyo a la investigación.

Otro ejemplo: un nuevo paciente entró en mi consulta, necesitaba una nueva receta para un medicamento con un genérico disponible. Había estado comprando el medicamento por un precio relativamente bajo porque Medicare pagaba la diferencia. Mas tarde, su deducción terminó cuando se agotaron los fondos disponibles para él que la ley permitía para un año. La farmacia, una gran cadena nacional, le comunico que la dosis de tres meses del medicamento ahora le costaría casi $ 3,000.

Cuando me contó la historia, le dije que la medicina estaba disponible en la farmacia de un supermercado al otro lado de la calle de forma gratuita. Gratis. Mi paciente estaba enojado consigo mismo por pagar, sin darse cuenta, un precio escandaloso durante un año, pero no se dio cuenta porque Medicare pagó la mayor parte del coste. Donde se lee Medicare, lease "los contribuyentes". Esta historia es demasiado común.

Los gerentes de beneficios de farmacia (PBM, por sus siglas en inglés) (1) fueron antaño compañías durmientes que trabajaban como intermediarias entre una aseguradora y una farmacia para negociar descuentos por volumen en los precios de los medicamentos. Ahora son algunas de las compañías más grandes y rentables de los Estados Unidos, con el poder para establecer qué medicamentos se venden, dónde y a qué precio. Corrompen los precios de los medicamentos con un sistema de "reembolsos" que hace que los pacientes paguen precios más altos y cláusulas mordaza que evitan que los farmacéuticos aconsejen a sus pacientes sobre sus mejores opciones de medicamentos.

(1) En los Estados Unidos, un Administrador de Beneficios de Farmacia (PBM) es un administrador externo de programas de medicamentos recetados para planes de salud comerciales, planes de empleadores auto asegurados, planes

de Medicare Parte D, el Programa de Beneficios de Salud para Empleados Federales y planes de empleados del gobierno estatal.

Es hora de cambiar éste y otros abusos en el sistema.

Aquí hay siete acciones que comienzan la curación para la atención médica:

1. Enfréntate a Big Pharma (el top ten de las farmacéuticas).

Las grandes compañías farmacéuticas tienen un control absoluto sobre los precios de los medicamentos en los Estados Unidos. Los pacientes en el resto del mundo pagan mucho menos que los ciudadanos estadounidenses. Se debe permitir la entrada a este país de productos farmacéuticos seguros, de alta calidad y de menor precio. Dejar que la competencia gobierne. Aquí, en una pelea justa, los costes de los medicamentos se derrumbarían, el triángulo de hierro de la manipulación, del gobierno, de las compañías farmacéuticas y de las farmacias, se rompería, y los pacientes se beneficiarían.

2. Asumir regulaciones gubernamentales

innecesarias y derrochadoras.

Las regulaciones aumentan cada año, lo que complica e interfiere con las relaciones médico/paciente y aumenta los costes. Se necesita una revisión exhaustiva de estas regulaciones para eliminar las intrusiones inútiles y costosas en la buena atención médica. Por ejemplo, hoy los hospitales y las clínicas se ven obligadas a destruir todos los medicamentos "caducados". La mayoría de las veces, estas fechas de caducidad no tienen nada que ver con la calidad o seguridad del medicamento.

Todos en la atención médica saben que miles de millones de dólares en medicamentos perfectamente aptos se destruyen anualmente. La única razón por la que existe esta regla es para obligar al sistema de atención médica a comprar medicamentos para reemplazarlos. Las fechas de caducidad son controladas por el fabricante del medicamento. Esto es ridículo. En los pocos casos en que las fechas de caducidad son necesarias, los médicos, farmacéuticos y hospitales deben tomar las decisiones necesarias. Las partes responsables deben ser libres de actuar responsablemente.

3. Enfrentarse a las compañías de seguros.

Como señalé en capítulos anteriores de este libro, las compañías de seguros interfieren repetida y rutinariamente con las órdenes de atención de los médicos. Si bien es necesario que las empresas obtengan beneficios, no necesitamos reglas que no tengan en cuenta las claras opiniones de los profesionales sanitarios medicamente informadas.

Por ejemplo, contratación directa. La creación de un acuerdo de pago para la atención de los pacientes directamente con sus médicos de atención primaria se ha prohibido por los Estados bajo el incesante cabildeo de la industria de los seguros. Los Estados declaran que la contratación directa es una forma de seguro que entra dentro de su poder regulatorio. Esto no tiene sentido.

Los pacientes deben ser libres de buscar atención fuera de las interesadas restricciones de los planes de seguro. La atención básica no es costosa; el seguro global lo es.

4. Enfrentarse a los monopolios.

La mayoría de los Estados prohíben a las personas comprar pólizas de seguro de aseguradoras de otros Estados; esta política crea de facto monopolios de seguros. El resultado es menos competencia y primas significativamente más altas. Una vez más, deja que la competencia real opere a través de las líneas estatales para reducir los costes.

El complejo médico/industrial también debería verse obligado a renunciar a su control exclusivo de las tecnologías que salvan vidas. Actúan como guardianes entre un paciente y la atención a menudo necesaria. Este control es fundamentalmente incorrecto. Los médicos deben ser anti-guardianes y ocuparse de formular y explicar los tratamientos a sus pacientes en lugar de que terceros, mucho menos informados, tomen decisiones de atención.

5. Enfrentarse a abogados de negligencias médicas.

Gran parte del coste de la atención médica es la medicina defensiva. Muchas veces, los médicos sienten que se necesita mucha precaución para protegerse de demandas judiciales perjudiciales, por lo que a menudo ordenan pruebas y procedimientos adicionales e innecesarios, por si acaso un abogado de negligencias médicas está preparado para demandar. Los médicos deben demostrar que hicieron todo lo posible en el tratamiento de un paciente, incluso si creen que ese "todo" incluía un trabajo inútil y costoso.

La respuesta necesaria es proporcionar una reforma real de la negligencia con una revisión caso a caso por parte de expertos, no abogados interesados, y vincularlo a un fondo de eventos adversos. Dicho fondo se estableció en Florida para apoyar las lesiones relacionadas con los nacimientos, independientemente de la culpa. Este fondo ha sido efectivo en proporcionar el apoyo necesario a pacientes con lesiones legítimas. También ha reducido en gran medida la carga de estos casos en el sistema judicial.

No hay duda de que ocurren errores evitables en la atención médica. Cuando se trata de negligencia grave, las sanciones deben ser severas. La mayoría de los casos no implican malicia o negligencia grave, implican errores cometidos en el curso de decisiones difíciles y situaciones peligrosas. Cuando se cometen errores, debe haber una acción apropiada, pero ¿por qué los abogados de negligencias deben enriquecerse de este proceso?

6. Invierte en la detección precoz de la enfermedad.

Durante años, hemos tenido pruebas claras de que la placa comienza a acumularse en las arterias de individuos jóvenes y aparentemente sanos mucho antes de que haya indicios de aterosclerosis. A pesar de este conocimiento, nuestro sistema actual de atención identifica el punto en el que un paciente necesita atención cuando aparecen los síntomas. Los médicos ahora han mejorado su conocimiento, la enfermedad comienza mucho antes de los síntomas. Continuamos impulsados por el enfoque basado en los síntomas de la atención médica en lugar de nuestro conocimiento del proceso de la enfermedad en sí. Con demasiada frecuencia nos negamos a abrir los ojos a la enfermedad que sabemos que existe simplemente porque el paciente no presenta síntomas.

La tradición puede ser algo terrible. El enfoque actual de la atención médica no puede justificarse a la luz de nuestra comprensión de la naturaleza (fisiopatología) de muchas enfermedades.

Hay pruebas abrumadoras de que el viaje de la enfermedad comienza mucho antes de que un paciente se sienta enfermo. Para empeorar las cosas, nuestras intervenciones en etapas tardías -aunque a menudo dramáticas, invasivas y costosas- con frecuencia son los tratamientos menos efectivos. Lamentablemente, este enfoque basado en los síntomas de la atención al paciente no hace nada para reducir la incidencia de una enfermedad o evitar que ocurra. La próxima generación de pacientes está condenada a sufrir las mismas complicaciones devastadoras y costosas que los que los precedieron.

El ciclo de la enfermedad y el sufrimiento es

ininterrumpido.

Nunca ha habido un mejor momento para aceptar el desafío de la detección temprana de enfermedades y la atención preventiva. El hecho de que la mayoría de las enfermedades evolucionen de forma gradual e insidiosa a lo largo de los años ofrece amplias oportunidades para detectarlas, detener su progresión y evitar sus complicaciones.

Los beneficios para la salud pública de la detección temprana de la enfermedad también son fundamentales.

Hoy, la enfermedad cardiovascular, la principal causa de ataques cardíacos, derrames cerebrales y gangrena de brazos y piernas, es responsable del 50 por ciento de todas las muertes en los Estados Unidos, Europa y Japón. En los Estados Unidos, es el asesino más grande de hombres y mujeres. Más de 2.600 estadounidenses mueren de enfermedades cardiovasculares todos los días, un promedio de una muerte cada 33 segundos.

Aproximadamente un millón de ataques

cardíacos ocurren cada año y para un tercio de esas víctimas, el primer y último síntoma es la muerte. Los síntomas de la aterosclerosis no aparecen hasta que las arterias de un paciente están bloqueadas en más del 70 por ciento por la placa aterosclerótica. La detección y el tratamiento tempranos son el enfoque clave para revertir estas horribles estadísticas.

Los beneficios económicos de la detección temprana también son convincentes.

Las tendencias demográficas actuales muestran que la edad promedio de los ciudadanos en los países avanzados está aumentando. A medida que las personas envejecen, se vuelven más propensas a padecer enfermedades no reconocidas y tienen más probabilidades de tener enfermedades crónicas. A medida que esto ocurre, el coste del tratamiento para las compañías aseguradoras y gobiernos aumentará.

La detección temprana podría reducir drásticamente estos costes al tratar la enfermedad en una etapa mucho más temprana de su desarrollo antes de que se requieran enfoques costosos e invasivos.

Hoy existen herramientas para la detección temprana. Los escáneres vasculares, los marcadores genéticos y los factores de riesgo basados en la sangre son solo algunos ejemplos. Una vez que una enfermedad se identifica temprano, puede tratarse a un coste sustancialmente más bajo que el tratamiento que comienza después de que aparecen los síntomas.

Los ahorros finales, por supuesto, vienen en primer lugar de la prevención de la enfermedad. Este cuidado preventivo proviene de la estrecha colaboración de los pacientes con un médico. Podemos construir un sistema de atención médica donde los pacientes y los médicos busquen y prevengan enfermedades de manera agresiva. Un plan de salud desarrollado en equipo debe incluir una dieta saludable, ejercicio, no fumar y el control de los lípidos (control del colesterol). Este sería un enfoque de bajo coste para una vida mejor y más saludable.

7. Comparte toda la información médica con los pacientes.

A medida que adquirí experiencia como médico,

me convencí de cuatro cosas:

1. La mayor amenaza para nuestra propia salud es nuestra ignorancia al respecto.

2. No hay nada tan complejo en Medicina que no pueda explicarse a un paciente.

3. Toda persona tiene derecho a conocer su estado y el pronóstico para su salud.

4. Toda la información médica sobre los pacientes en cuanto sea pedida por ellos debe estar a su disposición.

Los guardianes, los burócratas del gobierno y los contables no deben determinar únicamente por consideraciones de coste qué pruebas están permitidas. Esas decisiones deben tomarse por pacientes bien informados y por sus médicos. La información es poder.

Las pruebas médicas deberían estar mucho más disponibles y asequibles. A medida que las leyes de la oferta y demanda se afianzan, los costes de Estas también deberían caer drásticamente.

Hay quienes sostienen que la información en sí mismo puede representar un riesgo; que las personas puedan entrar en pánico y actuar en contra de sus mejores intereses. Las personas toman decisiones informadas sobre riesgos todos los días. ¿Debo conducir en un día de niebla? ¿Debo volar a Europa? ¿Debo tomar el sol en la playa?

Esa misma libertad y responsabilidad debe darse a las personas con respecto a sus opciones de atención médica, actuando de acuerdo con sus médicos, no atenazadas por hospitales, compañías de seguros o gobiernos.

El mayor riesgo es la ignorancia.

CAPÍTULO 25

UNA LLAMADA AL CAMBIO

Tenemos muchas oportunidades para hacer que la atención medica sea mejor, más universal, de alta calidad y bajo coste. La crisis financiera de 2008 disuadió el avance en innovación médica. Ahora es quizás el momento de volver a imaginar y rediseñar lo que está fallando en nuestro sistema de salud.

Hoy, el 80 por ciento de los estadounidenses poseen teléfonos inteligentes, que pueden recopilar y distribuir una gran variedad de información sobre la salud. Aplicaciones y accesorios para teléfonos inteligentes capaces de monitorizar los ritmos y frecuencia cardíaca, así como la presión arterial, la glucosa en sangre, la función pulmonar, la actividad diaria y la calidad del sueño, pueden monitorizar y transmitir muchos tipos de datos de salud.

Debemos buscar innovación en la propuesta de valor añadido que respalde nuestro Sistema de Atención Médica y trasladar los costes al valor creado al proporcionar datos médicos obtenidos de pruebas, estudios y otras fuentes. Estos tienen un valor inmenso, tal como Amazon, Facebook o Google lo han reconocido.

Los datos de salud podrían compartirse entre médicos, compañías de seguros y hospitales y ponerse a su disposición de forma anónima. A aquellos que disponen de productos y servicios que dan buenos tratamientos a enfermedades se les podría permitir comunicarse con grupos objetivo focalizados tal como lo hacen en Facebook o Google.

Los pacientes podrían unirse a los centros de datos del vecindario para hacerse exámenes médicos y pruebas mientras aún están sanos. Incluso podrían unirse a centros de datos virtuales en Internet a través de sus teléfonos inteligentes para recopilar información valiosa y recibir una compensación por su contribución. Tal sistema solo podría funcionar en una escala adecuada, pero una gran base de datos de problemas de salud y sus resultados clínicos sería extremadamente valiosos para médicos, investigadores y especialistas en marketing.

Los pacientes podrían ser compensados con pruebas y revisiones médicas de coste reducido o sin coste y el acceso a los beneficios que tienen los datos que se recopilan. La información acumulada proporciona valor al sistema en lugar de los costes de las pruebas.

Una institución de confianza como los Institutos Nacionales de Salud o una agencia similar sin ánimo de lucro podría administrar dicho sistema. Los ingresos de los diversos usos de los datos eventualmente financiarían los centros de datos. Los costes iniciales podrían financiarse con apoyo gubernamental o un modelo sin fines de lucro.

Los centros de datos en sí mismos podrían ser empresas locales organizadas para funcionar juntas, como una red independiente basada en Internet que podría establecer sus propias prioridades y crecer orgánicamente.

El área de San Francisco podría querer centrarse en la prevención del SIDA, Los Ángeles en la calidad del aire y las enfermedades pulmonares y quizás San Diego en los riesgos de cáncer de mama o piel.

Un conjunto de datos ricos y diversos haría evolucionar los problemas médicos que más importan a las comunidades locales.

El valor de la información se puede compartir y administrar localmente. El conjunto de datos en última instancia podría analizarse con aprendizaje automático e inteligencia artificial para revelar patrones en los datos y encontrar nuevas asociaciones y riesgos de salud.

Existen inquietudes obvias e importantes sobre la privacidad y abordar estas inquietudes debería ser parte del desarrollo de esta nueva infraestructura de informática médica. Obviamente, debe ser extremadamente seguro.

Crear nuevas formas de pensar sobre la salud y su valor requerirá un grado excepcional de confianza entre todas las partes esenciales para su éxito: médicos, hospitales, compañías farmacéuticas, compañías de seguros, agencias gubernamentales y los propios pacientes.

En el pasado, con demasiada frecuencia a medida que se presentaban nuevas ideas, morían debido a las tensiones competitivas entre las partes, la desconfianza y el miedo sofocante a la innovación y la creatividad. La inversión en el status quo es enorme y los sistemas cambiantes conllevan riesgos. Además, siempre hay renuencia a compartir información y abandonar lo familiar.

Pero estos grupos tienen un terreno común poderoso y convincente, el deseo de proporcionar atención médica efectiva y de bajo coste a grandes poblaciones: médicos porque esa es nuestra misión, hospitales porque ese es su trabajo, compañías de seguros porque cuesta menos, gobierno porque crea una población más saludable y pacientes porque, al final, los beneficia con una mejor salud. Ese punto común puede ser la base de las discusiones sobre nuevas ideas y crear espacio para ampliar los intereses iniciales compartidos.

Puede ser liderada por las instituciones gubernamentales que tienen el poder y el alcance para reunir a los grupos interesados y la influencia para exigir que se queden en el foro hasta que se avance. Habrá desconfianza, miedo y una negativa a renunciar a lo familiar.

Es demasiado fácil ser pesimista. Pero deténgase, abra los ojos, vea el sistema médico hoy como realmente existe y piense en los enormes beneficios humanos de hacerlo mejor, menos costoso y humanitario.

Cada vida es preciosa, y el arco de la vida es corto incluso en las mejores circunstancias. Debemos asumir la lucha para proveer a nosotros y a nuestros hijos la mejor atención médica posible.

El futuro es brillante porque los hombres y las mujeres de buena voluntad están profundamente interesados en abordar este problema compartido, nuestro esfuerzo compartido.

Las buenas ideas, la verdad y el amor son contagiosas.

Abre los ojos y mira por ti mismo.

SOBRE EL AUTOR

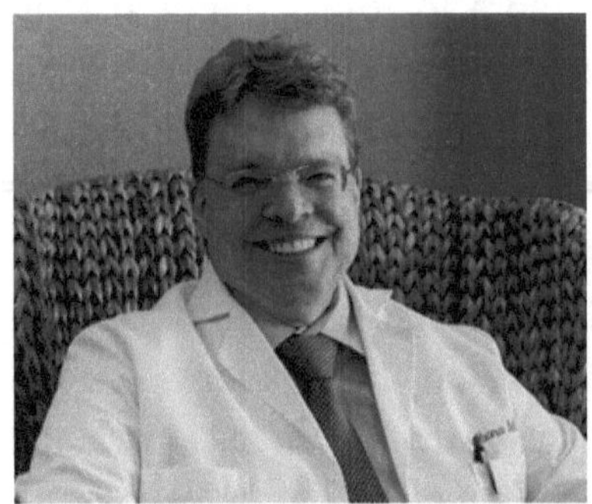

Dr. E.J. Balbona

El Dr. Eduardo Balbona es especialista en Medicina Interna. Recibió su M.D. de la Facultad de Medicina de Georgia y completó una formación especializada en Medicina Interna en el Centro Médico Naval Nacional en Bethesda, Maryland. Ha servido como oficial naval y médico en el Capitolio de los Estados Unidos, brindando atención médica a miembros del Congreso y la Corte Suprema.

Balbona se ha dedicado a la innovación en el cuidado de la salud y fue el primer médico en llevar técnicas modernas de detección al noreste de la Florida. Ayudó a desarrollar la primera instalación en Jacksonville, Florida, para realizar la calcificación de la arteria coronaria (CAC) para la detección temprana de enfermedades cardíacas. Sus esfuerzos incluyeron protocolos para el uso de pruebas de detección de cáncer de pulmón en CT en espiral de baja dosis para detectar el cáncer de pulmón en etapas tempranas, así como el desarrollo de técnicas de colonoscopia virtual para la detección del cáncer de colon. Todos estos desarrollos estaban destinados a trasladar la atención médica de su enfoque tradicionalmente reactivo a métodos más modernos que mejoran la detección y prevención temprana en la atención médica.

Balbona es un firme defensor de la medicina basada en evidencia con énfasis en la prevención de enfermedades y el mantenimiento de la salud a través de la educación y un enfoque proactivo para la atención de por vida. Él cree en la importancia y los beneficios significativos de una fuerte relación médico/paciente. Él, su esposa Kathleen y sus dos hijos disfrutan de la paz y la belleza de la zona histórica de Riverside-Avondale en Jacksonville, Florida.